長期安定インプラント治療

―組織学的に配慮されたコンポーネントを活用して―

編 浅賀　寬／飯島俊一／榎本紘昭

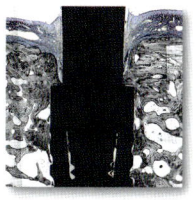
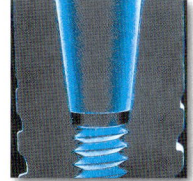
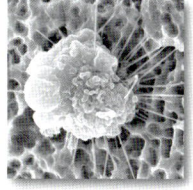
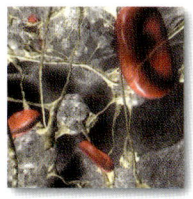

クインテッセンス出版株式会社　2010

Tokyo, Berlin, Chicago, London, Paris, Barcelona, Istanbul, Milano, São Paulo, Moscow, Prague, Warsaw, New Delhi, Beijing, and Bukarest

推薦の言葉

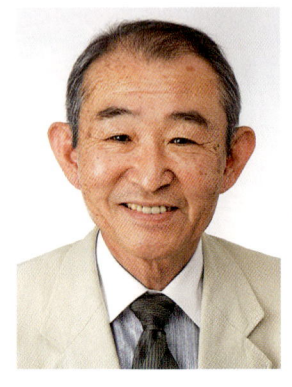

榎本紘昭
（Hiroaki Enomoto）

1967年日本大学歯学部卒業。1969年新潟県にて開業。日本口腔インプラント学会指定研修施設新潟再生歯学研究会施設長、日本歯科大学新潟病院臨床教授を務める。

歯を喪失した人にとって天然歯再現願望は古今の「ヒト願望」であり、無歯顎者の総義歯にしてもそれを達成するための一手法といえる。だが、歯根をもつ天然歯への願望は潜在しており、人工歯根という手法で達成しようという試み、過程が歯科インプラントの歴史である。

今日では、オッセオインテグレーションの概念と、それに基づく臨床が日本で定着して術者、受診者、両者の評価が高まっている。しかし、人工歯根としての生物学的、臨床的宿命を抱えていながらの発展であることは否めない。現在、供用されている各社インプラントそれぞれに、より確実なオッセオインテグレーションの獲得に向けたシステムラインが確立され埋入手術も簡便になっている。このことは未熟な術者にとって容易にオッセオインテグレーションが得られるという利点の一方で術前の設計と異なった埋入位置・方向であってもオッセオインテグレーションが得られるということであり、受診者の信頼を損ねる結果にもなる。「オッセオインテグレーションの獲得」イコール「成功」ではないということを銘記すべきであろう。容易になったことは安易とはまったく異なるのである。術前の診査・診断から補綴設計、埋入手術、骨造成法などに加え、メインテナンスに至るまで安易な対応は許されないのがインプラント治療であることを本書の各執筆者が示している。

術前診査については3章3.2で井汲氏がCT画像により、より確実な解剖学的、病態的診査・診断の重要性を指摘し、その結果に従った臨床例を提示している。

埋入手術では、歯槽粘膜の確実な切開、剥離、縫合と適正な埋入位置の獲得は成功を左右する決して軽視できない手技である。前者では、症例により軟組織の性状、形態は個々で異なることも多く、当然切開線のデザインも一様ではない。これに対して河奈氏は、術前に模型上で症例に応じた切開線をデザインし、十分シミュレーションすることを説いている。私はこれを現在も怠っていない。

埋入位置の決定とそれに忠実に従った埋入手技は術後の機能的・形態的な問題のみならず、受診者の評価にも直接影響するだけに、より正確な手技が求められる。安易では成しえないことを杉山、江藤の両氏が詳細に解説している。

骨造成法も現在では一般化している感があるなかで伊藤・矢島氏の論文もぜひ熟読してもらいたいし、飯島、浅賀両氏の即時荷重の症例も興味深い。

本書はアンキロス、ザイブというういずれもデンツプライ社のシステムで構成されているが、内容は充実しており他社システムの応用に際しても十分有益な臨床ヒントが埋蔵している。ぜひ、熟読してもらいたい一冊である。

2010年1月吉日
榎本紘昭

序文

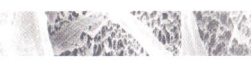

　日常臨床にインプラント治療を導入して30年が経過し、自分自身が埋入した患者の長期経過を見ることにより、患者に教えられることが多くある。

　臨床におけるインプラント治療の方法論は、世界中の先生方が蓄積してきた症例実績やエビデンスを基に、1つの分野として確立されつつある。また、注目すべきはインプラントそのものの製品的な性能の向上に伴った、予知性の高さ、審美性の達成などの要素が、旧来の機能の回復を目標とした治療と比較して、めざすべき治療のゴールに変化をもたらしている。

　現在、インプラント界では「プラットフォームスイッチング」が注目されており、インプラントとアバットメントの接合部を内側に移動させることで、頚部の骨吸収を抑えることができると考えられている。しかし、「プラットフォームスイッチング」だけでなくマイクロギャップ、マイクロムーブメント、細菌感染を防ぐ「コニカルコネクター」の両方を備えたシステムのみが臨床上よくみられるソーサライゼーションを減じることができると考えている。

　他のシステムではインプラント周囲骨のソーサライゼーションを多く経験しているが、「アンキロスインプラント」ではプロトコールどおり埋入すればインプラントショルダー上に骨が形成され、それに伴い軟組織も長期安定し、長期の審美修復が可能になると今は実感している。

　アンキロスインプラントは非常にトラブルが少ないシステムであり、10年以上経過した臨床症例もそれを裏づける結果になっている。また、インプラント治療の合併症としてはもっとも多いとされているインプラント周囲炎の罹患症例が極端に少ないことも特筆すべき点である。

　アンキロスインプラントでは、骨と軟組織の安定性は、次の5つの要素を考慮することで達成できると考えられている。すなわち、(1)マイクロムーブメントの抑制、(2)細菌侵入のない接合部、(3)プラットフォームシフティング、(4)深めのインプラント埋入、(5)骨結合可

浅賀　寛
（Hiroshi Asaka）

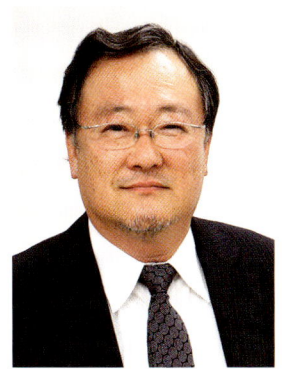

　1974年日本大学歯学部卒業。1985年同大学にて歯学博士取得。1978年に浅賀歯科医院開設、1999年より日本大学客員教授(松戸歯学部口腔インプラント科)を務め、現在に至る。日本口腔インプラント学会評議員、指導医・専門医。

能なショルダー部で、これらを"TissueCare Concept"と呼んでいる。

　また、筆者は多くの経験をお持ちの先生に直接ご教授いただき、実践している。特にDr. Georg H. Nentwigには直径が細く、長さが短いインプラントの周囲組織の長期安定を、Dr. Bernhard Giesenhagenには硬組織のマネージメントを、Dr. Dittmar Mayには即時荷重を、Prim. Prof. Dr. Wolfgang Jeschにはノンフラップとナビゲーションシステムを、実際の症例をはじめ、多くの臨床経験を聞き、ディスカッションを重ね、多様化する患者の要望に応えるため、患者のメリットになると思われる治療を臨床に取り入れている。上記に挙げた先生、ならびにさまざまな分野でご教授いただいた先生方に、この場を借りて謝意を表する。

　最後に、インプラント治療は、外科学、解剖学、補綴学、歯周学、咬合学など包括治療であり、高度なチーム医療が達成できて初めて患者にメリットを提供できる。そしてインプラント治療は、患者のQOLを向上させるために必要な治療の選択肢の1つであり、患者の利益につながる。長年インプラント治療を行ってきた経験から導き出された選択肢が本書を通じて、先生方の日常臨床のお役に立てればと考えている。

2010年1月吉日
浅賀　寛

目次

1 インプラント治療における解剖学および外科学 — 7

1.1 インプラント手術を成功に導くための切開とそのデザイン — 8
河奈裕正

1.2 解剖学的制限に則したインプラント直径、長径の選択 — 16
林 昌二

2 インプラント埋入における注意点 — 25

2.1 審美領域へのインプラント埋入における注意点
埋入条件の理論と実際 ─ 3 Lines Diagnosis System─ — 26
杉山貴彦

2.2 エマージェンスプロファイルを考慮した
インプラント埋入位置決定 — 36
江藤隆徳

3 インプラントのための骨造成 — 43

3.1 GBRを中心とした骨造成法 — 44
伊藤太一、矢島安朝

3.2 上顎洞底挙上術とSurgiGuideによるインプラント埋入手術
─複雑な内部形態の上顎洞に対するComputer Aided Surgery
の応用─ — 52
井汲憲治

4 インプラント審美補綴 ... 59

4.1 補綴コンポーネントの選択 ... 60
佐古好正

4.2 ジルコニアアバットメントを用いたインプラント審美補綴 ... 70
岡崎英起

5 低侵襲治療を達成するためのプラットフォームシフティング ... 75

5.1 長期安定性を維持するためのプラットフォームシフティングの考察 ... 76
加藤仁夫

5.2 プラットフォームシフティングを利用したフラップレス抜歯後即時埋入 ... 84
田中譲治

6 患者負担軽減のための即時荷重テクニック ... 91

6.1 治療期間短縮のための抜歯後即時埋入・即時荷重 ... 92
飯島俊一

6.2 シンコーンシステムを応用した即時荷重オーバーデンチャー ... 100
浅賀　寛

索引 ... 109

執筆者一覧

編者(五十音順)

浅賀　寛　（埼玉県開業）
飯島俊一　（千葉県開業）
榎本紘昭　（新潟県開業）

著者(五十音順)

浅賀　寛　（埼玉県開業）
飯島俊一　（千葉県開業）
井汲憲治　（群馬県開業）
伊藤太一　（東京歯科大学口腔インプラント学講座　講師）
江藤隆徳　（大阪歯科大学附属病院口腔インプラント科　教授）
岡崎英起　（大阪府開業）
加藤仁夫　（日本大学松戸歯学部口腔顎顔面インプラント学　准教授）
河奈裕正　（慶應義塾大学医学部歯科・口腔外科学教室　診療副部長・専任講師）
佐古好正　（大阪府開業）
杉山貴彦　（新潟県開業）
田中譲治　（千葉県開業）
林　昌二　（神奈川歯科大学附属横浜研修センター、総合歯科学講座　診療科教授、附属横浜クリニックインプラント科　科長）
矢島安朝　（東京歯科大学口腔インプラント学講座　主任教授）

① インプラント治療における解剖学および外科学

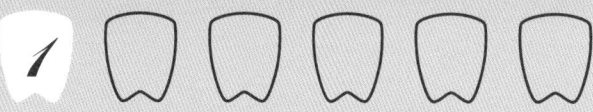

河奈 裕正
（慶應義塾大学医学部歯科・口腔外科学教室　診療副部長・専任講師）

林　昌二
（神奈川歯科大学附属横浜研修センター、総合歯科学講座　診療科教授、
附属横浜クリニックインプラント科　科長）

1.1 インプラント手術を成功に導くための切開とそのデザイン

河奈裕正
(Hiromasa Kawana)

慶應義塾大学医学部歯科・口腔外科学教室
診療副部長・専任講師
東北大学歯学部卒業
(社)日本口腔外科学会指導医・専門医・評議員、日本顎顔面インプラント学会指導医・評議員、(社)日本口腔インプラント学会評議員

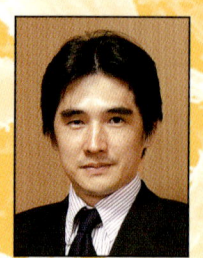

1 はじめに

　本章では、インプラント手術の基本となる切開およびそのデザインについて、デンツプライフリアデント社製インプラントシステムに即した内容も加味しながら、基本的な部分について述べていきたい。

2 切開の基本手技

1．メスの選択と使用法

　メスは、切れ味の良いディスポーザブルメスを使用する。柄ごと使い捨てのタイプが準備や廃棄時の安全面ですぐれているが、コスト面の理由から替刃メスを使用してもよい。手術野が広範囲であったり、2ヵ所以上を同時期に手術したりする場合は、途中でメスの切れが悪くなってくるので、そのときは迷わず新しいメスに換えるべきである。口腔内で使用するメスは小型なものが適しており、通常使用する種類は、No.15（小円刃刀）、No.12（弯刃刀）、No.11（尖刃刀）である（図1-1-1）。そのうち、インプラント手術で使用する代表的なメスは、No.15が粘膜および骨膜の切開、No.12が歯肉溝内切開に対してであり（図1-1-2）、No.11は膿瘍切開などの刺入操作に用いるのが主で、インプラント手術での適用は考えにくい。審美領域などでより細かな操作が求められる場合は、手術効率は劣るが、No.15を小型化したNo.15cや眼科用メスから転用されたマイクロメスを使用する方法もある。いずれのメスを使用するにせよ、インプラント手術は術野が小範囲であるため、粘膜内での刃先の位置をよく指先に感じ取りながら、周囲の軟組織の副損傷に十分注意して扱うべきである。また、創の治癒を良好にするため、刃先を粘膜面に対してできるかぎり垂直になるよう切開することを心掛ける必要がある（図1-1-3）。

2．切開デザインのシミュレーション

　当然であるが、手術を開始してから切開デザインを思案しはじめてはならない。手術時間が長引くばかりか、その後の操作にも試行錯誤的な迷いが生じ、流れの良い確実な手術を完遂できなくなる。このようなことを防ぐためには、術前に模型上で切開デザインを計画し、事前にシミュレーションしておくとよい。フラップの血流が良く、縫合が単純化できて短時間で済み、瘢痕を残しにくく、周囲の歯や組織に悪影響を及ぼさない切開デザインを手術前に十分検討しておくことが重要である。さらに、メスの種類、神経や小帯など周囲の解剖学的状況、骨形成や軟組織形成などの併用手術の有無、インプラント埋入を歯肉貫通型（transgingival、1回法）にするの

1.1 インプラント手術を成功に導くための切開とそのデザイン

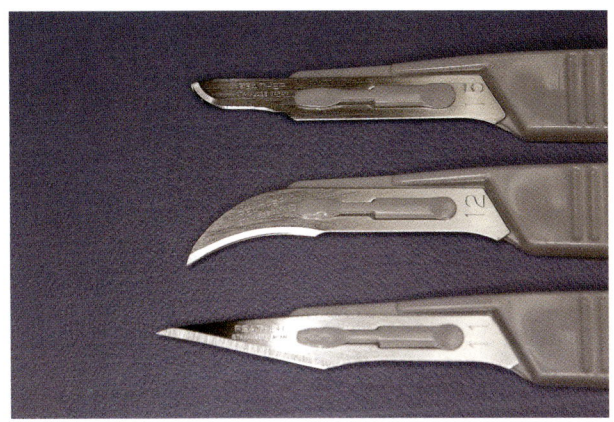

図1-1-1 口腔領域で使用されるメス（上段より、No.15、No.12、No.11）。インプラント手術ではNo.15が繁用される。

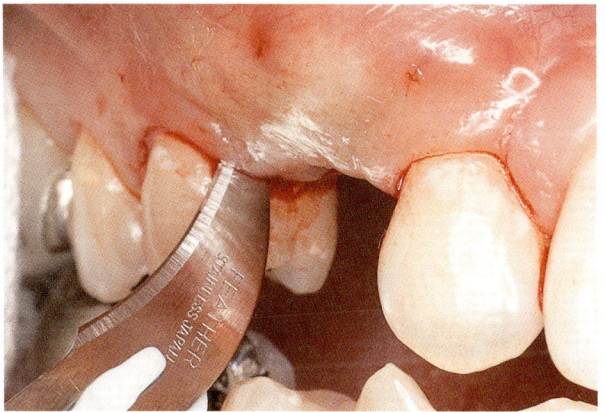

図1-1-2 No.12メスによる歯肉溝内切開。

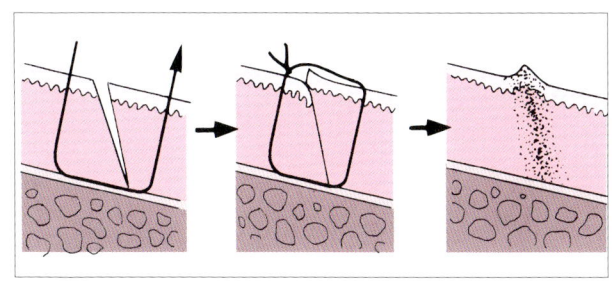

図1-1-3 斜めに切開した創は縫合時のオーバーラップにより瘢痕の原因となりやすい。

表1-1-1 切開デザインを決める要因

- 臨床解剖
  ──オトガイ神経、舌神経、大口蓋動脈
- 粘膜所見
  ──病理、付着歯肉幅、小帯
- 併用治療の有無
  ──骨移植、GBR
- インプラントシステムごとの切開法
  ──transgingival、subgingival

か、あるいは、歯肉被覆型(subgingival、2回法)にするのかについても考え、総合的な配慮の下、デザインを決定していく(表1-1-1)。

3 切開デザインの実際とその根拠

このように、切開デザインは個々の症例の状況に応じて決められるべきであるが、切開デザインのパターンをある程度簡便化したほうが初心者にわかりやすい。以下、実際の臨床で筆者が多用している切開デザインについて、単歯欠損での切開、複数歯欠損での切開、無歯顎での切開の3群に分けて述べていく。

1. 単歯欠損での切開
①臼歯部中間単歯欠損

ここでの切開デザインの基本は、前方隣在歯の歯肉溝 - 欠損部歯槽頂上 - 後方隣在歯の歯肉溝を結んだものである(図1-1-4)。使用するメスは、No.15または

1章 インプラント治療における解剖学および外科学

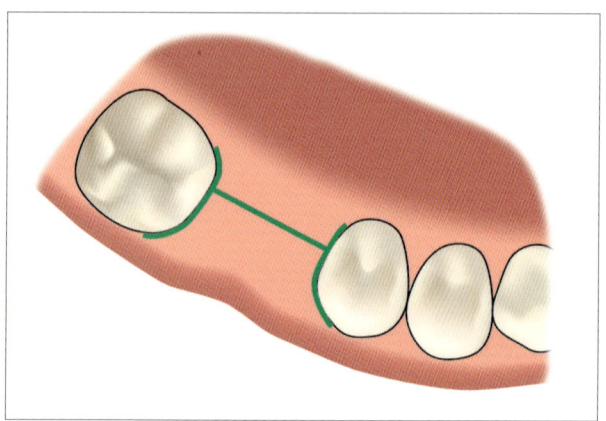

図1-1-4 臼歯部中間単歯欠損の基本デザイン。

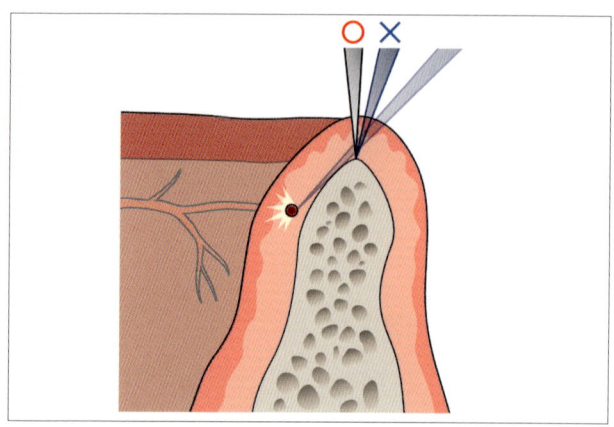

図1-1-5 歯槽頂上切開は、メスをできるだけ垂直に立てる。斜めに刃先が入ると舌側に刃先が深く入り、副損傷の危険性が高まる。

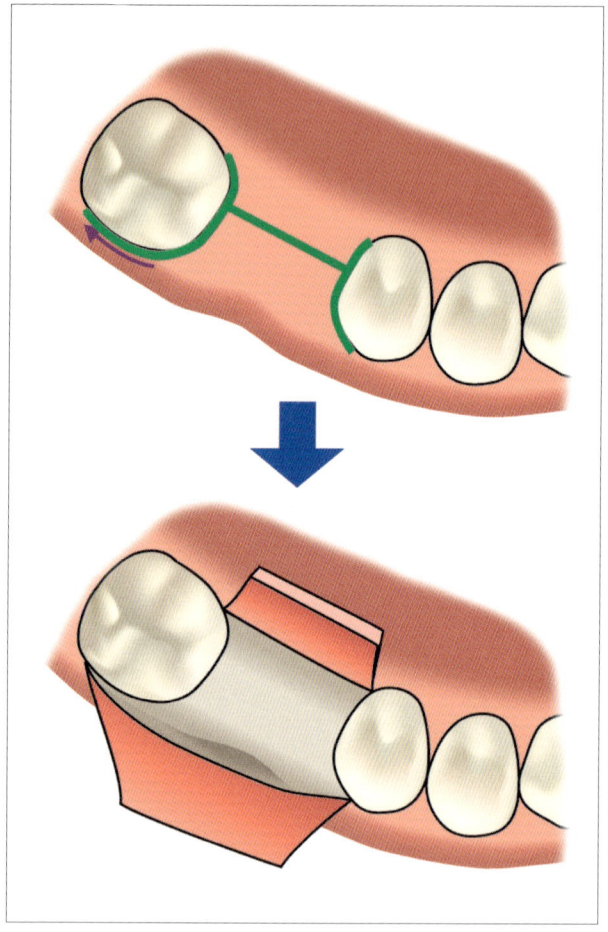

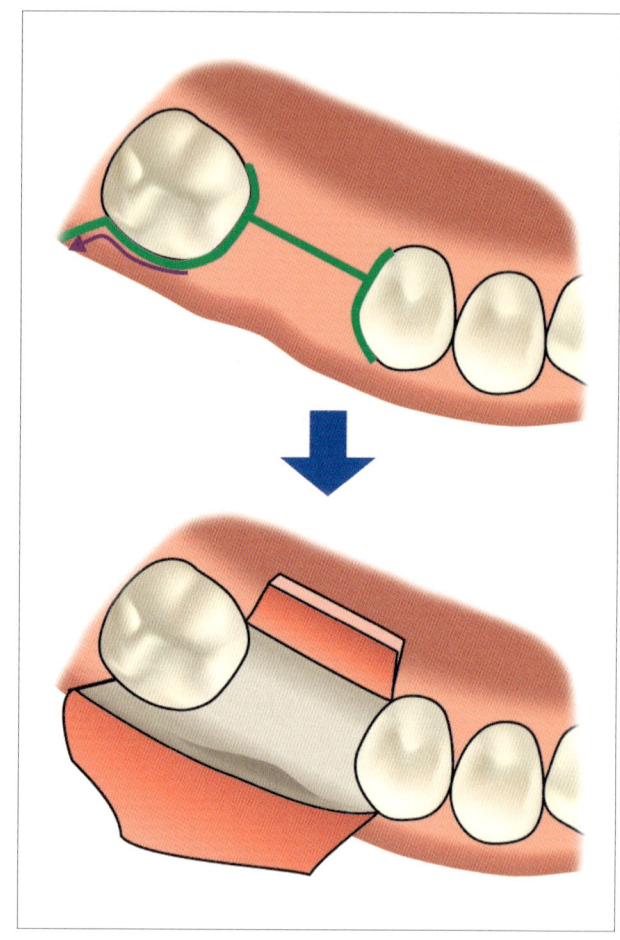

図1-1-6a、b 後方に歯頸部切開線を延長すれば術野が拡がる。さらに、斜切開を追加すれば、より広範囲の視野となる。

No.15cメスであるが、歯肉溝内に刃先を入れにくい場合は、その部位だけ先細りであるNo.12を使用したり、切開の全行程でマイクロメスを使用したりする方法もある。歯槽頂上でメスを動かす間の刃先は舌側を向きがちで、舌側深部に必要以上に進んでしまう可能性があるので、手首を柔軟にし、前項で述べたように、刃先が粘

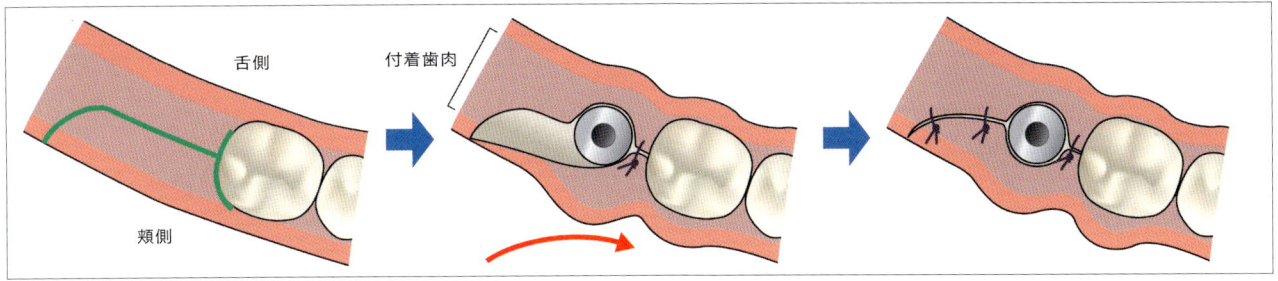

図1-1-7 臼歯部遊離端単歯欠損(例、下顎)。1回法埋入に備えて、後方への切開をやや延長しておくと、縫合時に後方から角化組織が供給される。

膜面に対して垂直になるよう意識して切開していく(図1-1-5)。また、1回法でインプラント埋入する場合も考慮し、切開線の頬側と舌側とにそれぞれ付着歯肉を確保したままメスを進めることが重要である。本項目の欠損形態では、2回法でインプラント埋入する予定であっても、手術中の診断でジンジバルフォーマーを装着し、1回法に転じることも多いので、ことさら可動粘膜ではなく、角化組織である付着歯肉を通過させるよう切開線の設定に配慮する必要がある。ここで装着するジンジバルフォーマーの高さは、低すぎて縫合後に歯肉が直上を被覆したり、高すぎて対合歯と接触したりしないよう選択するべきで、筆者の経験では3mm高(H3)を選ぶことが多い。縫合終了後にジンジバルフォーマー周囲が角化組織で緊密に囲まれていれば、切開デザインは適切だったと判断してよいであろう。なお、ここで粘膜の可動性を良くすることを目的にした骨膜減張切開を行う可能性はきわめて低いことを挙げておきたい。骨膜減張切開を行うことは、むしろ、1回法ではジンジバルフォーマー上を歯肉が被覆、2回法でも術後の腫脹や血腫を助長してしまう。もちろん、骨造成を併用した場合は、骨膜減張切開を考慮する必要がある。

さて、ここで前方隣在歯の歯肉縁下にマージン設定された審美修復物である場合での切開デザインの注意点について述べる。歯肉溝内切開は、切開による瘢痕を隠す目的で行うわけだが、瘢痕拘縮や縫合時の歯肉弁の下方への移動により、メタルマージン、さらに歯根露出の危険性があることは否めない。そのため、歯肉溝内切開

の頬側部分は、遠心隅角部までに留めておくよう意識し、たとえ歯肉が縫合時に移動したとしても、前方から見て目立たないような配慮をしておく必要がある。もし、手術中に視野が悪い場合は、前方ではなく後方隣在歯の歯肉溝内切開を後方延長したり、頬側遠心部に縦切開を追加した三角弁を形成して視野を確保すれば、縫合後の切開線は目立ちにくい(図1-1-6)。そのほか、歯肉溝に触れずに歯肉退縮を防ぐ切開法として、両隣在歯の歯頸部から1mm程度離し、縦切開-歯肉溝内切開-縦切開と繋げる方法も古くからある。ただし、今度は縫合が単純ではなくなり、歯と縦切開部の狭い幅での縫合に難渋する。初心者では、かえって創の不一致や歯肉損傷を招いて審美障害を助長し、手術時間も延長することがあるので、やはり、歯肉溝内切開を基本とした単純な切開デザインが容易であり推奨される。

②臼歯部遊離端単歯欠損

前方隣在歯の歯肉溝-歯槽頂上-後方頬側縦切開が基本的な切開線である。1回法の埋入を意識した場合、歯槽頂上切開はインプラント埋入予定部位より後方に約5mm程度、延長しておき、縫合時には後方から軟組織を移動させ、インプラント周囲に供給できるようにしておくとよい(図1-1-7)。なお、下顎での後方への切開線の延長方向には注意が必要で、retromolar pad のさらに後方に切開線の延長が必要な場合は、外斜線と内斜線との中間方向を目指し、やや頬側に切開の軌道を変えていく。とくに内斜線の内側には舌神経が存在し、さら

1章　インプラント治療における解剖学および外科学

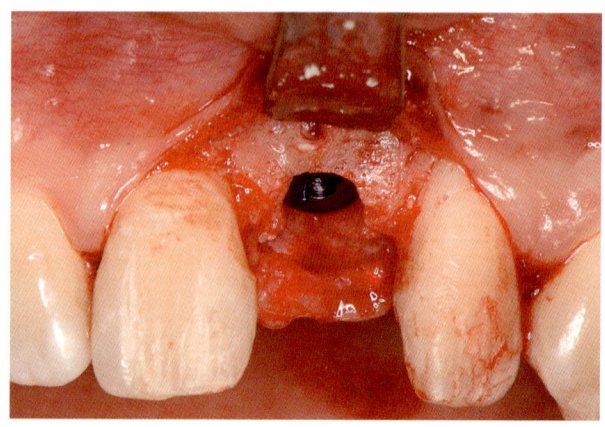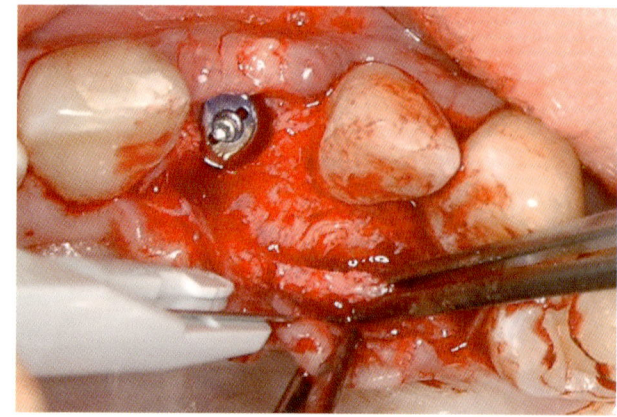
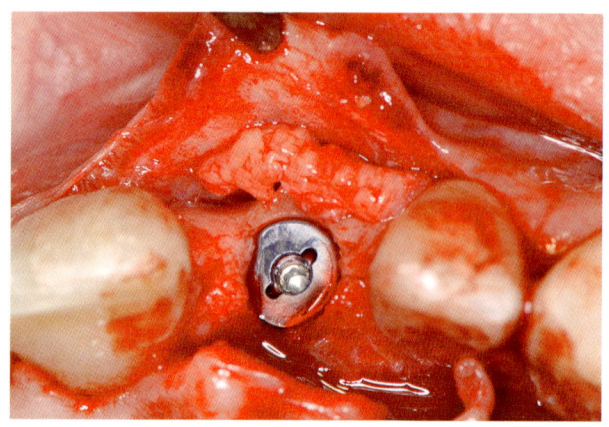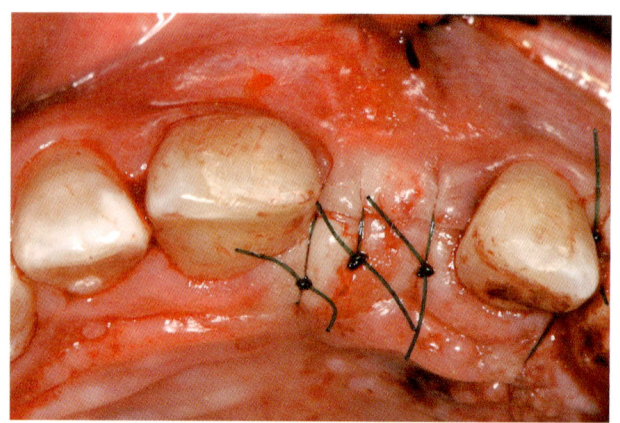

|図1-1-8a|図1-1-8b|
|図1-1-8c|図1-1-8d|

図1-1-8　前歯部中間単歯欠損。唇側ブロック骨移植後にインプラントを埋入した症例。移植後の唇側骨頂部はやや骨吸収していたため、ドリリング時に得られた骨片と近隣の結合組織により造成し、上唇小帯を切離減張して完全閉鎖創とした。

に、毛細血管も豊富で易出血性であるため、骨の裏打ちのない内側にメスの刃先が行かないよう、手指でよく確認しながら切開を延長していかなければならない。

③前歯部中間単歯欠損

　前歯部では審美性を重視した切開が必要である。基本となる切開デザインは、臼歯部中間欠損と同様、両隣在歯の歯肉溝とその間の歯槽頂上を結ぶデザインである。もし、骨移植や結合組織などの軟組織移植を併用する場合でも、切開デザインの基本は変わらない。骨移植の場合、骨膜減張切開にわずかの斜切開と上唇小帯の延長を行えば、ほとんどのケースで創が離開することなく閉創が可能で、結合組織移植を併用する場合でも歯槽頂上切開線下に結合組織を縫合固定すればよい（図1-1-8）。また、前歯部ではほとんどが2回法でインプラントを埋入し、1回法の適用は限られている。手術後の審美性を重視しない場合、上顎側切歯などでインプラント埋入後ただちにテンポラリークラウンを装着する場合、抜歯後即時インプラント埋入の場合以外は、2回法でのインプラント埋入となる。もし、1回法でインプラント埋入を行うならば、歯槽頂上切開デザインを、やや唇側に凸の湾曲を描くような半月状になるようにすると、ジンジバルフォーマーやテンポラリークラウン周囲の辺縁形態がより自然な仕上がりになる。抜歯後即時インプラント埋入については、元より、抜歯後即時インプラント埋入用インプラントシステムとして生まれ、その歴史も長いフリアリット2システムによる1回法を筆者は好んで行っており、この場合、フラップレス手術が基本となり切開は行わない。なお、抜歯後即時にインプラントを埋入する予定でも、抜歯窩を観察して、感染性肉芽を伴ってい

1.1 インプラント手術を成功に導くための切開とそのデザイン

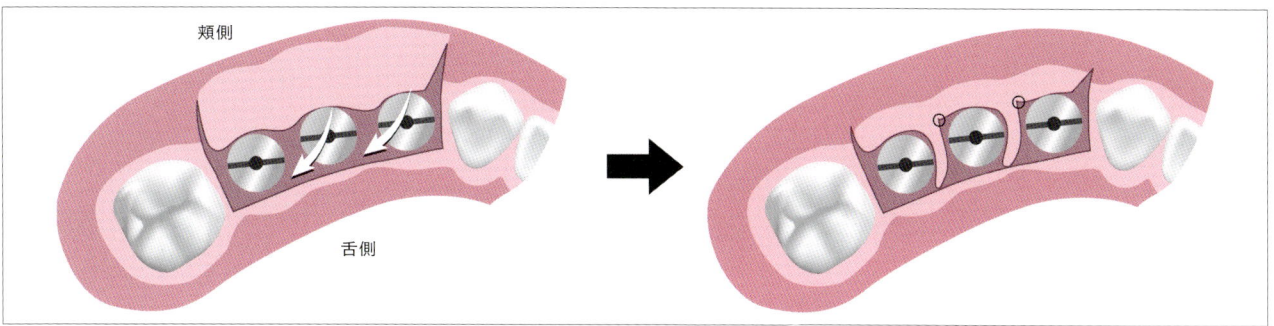

図1-1-9 Papilla regeneration technique（Palacciの原法を改変）。頬側角化組織を利用し、小フラップを形成するため、同部の十分な角化組織の幅が必要となる。文献3より引用。

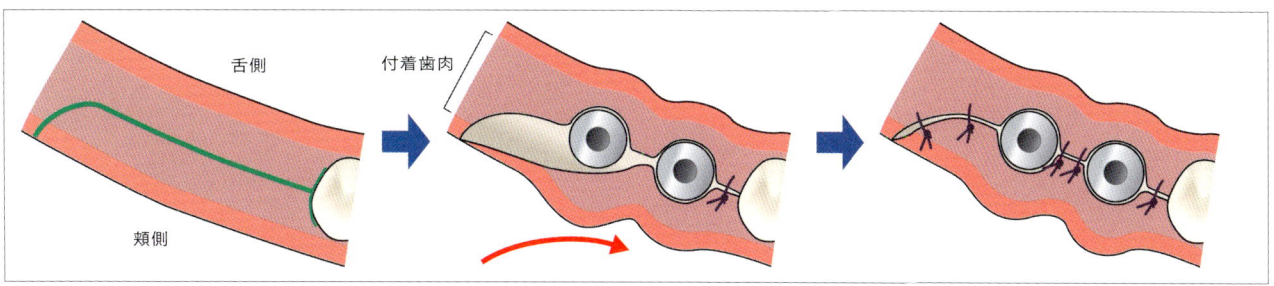

図1-1-10 後方歯槽粘膜を利用した前方へのスライディングフラップ。前方から縫合しはじめる。

たり、歯槽頂レベルから5mm以上唇側骨が欠損している場合は、インプラントの即時埋入は避けて抜歯のみに留めるようにする[1]。インプラントの埋入計画は、骨が十分に治癒してから立て直す必要がある。

2．複数歯欠損での切開

①臼歯部中間複数歯欠損

基本的な切開デザインは、臼歯部中間単歯欠損に準じ、前方隣在歯の歯肉溝‐歯槽頂上‐後方隣在歯の歯肉溝と結んでいく。2回法でのインプラント埋入予定であっても、骨質や骨量の条件が良ければジンジバルフォーマーを装着して1回法に切り替えられる準備をしておくのも前述の臼歯部中間単歯欠損と同様である。ただし、複数のインプラントを埋入して1回法にする場合、縫合創を寄せることが単歯より困難であり、術後に縫合不全を引き起こす可能性が高まる。対策としては、周囲の骨膜剥離を十分行うことによって歯肉粘膜弁の緊張を減じさせ、ジンジバルフォーマー周辺の軟組織に余裕を持たせることが挙げられるが、上顎では、歯槽部歯肉の可動性が悪く創どうしを十分に引き寄せることが困難なときが

ある。その場合、頬側歯肉弁内に小さな有茎弁を作製するpapilla regeneration techniqueを応用することも考えておく（図1-1-9）[2]。

②臼歯部遊離端複数歯欠損

前方隣在歯の歯肉溝‐歯槽頂上‐後方頬側斜切開が基本的な切開線であり、1回法の場合は、切開線を遠心に10mm程度延長しておくとよい。臼歯部遊離端単歯欠損の項で示したのとほぼ同様の考え方だが、遠心切開はインプラントの本数が増える分、インプラント周囲を囲むための歯肉の水平的な必要量も増えるので、遊離端単歯欠損では約5mmの延長と述べたが、約10mm近くの延長が求められる（図1-1-10）。

③前歯部中間複数歯欠損

両隣在歯の歯肉溝とその間の歯槽頂上を結ぶデザインが基本で、前歯部中間単歯欠損に準ずる。もし、欠損歯数が多く、臼歯部から連続して左右欠損しているような場合には、正中に縦切開を追加して左右を分けて骨膜剥離するようにすると、歯肉粘膜弁が2つに分かれ、小

1章 インプラント治療における解剖学および外科学

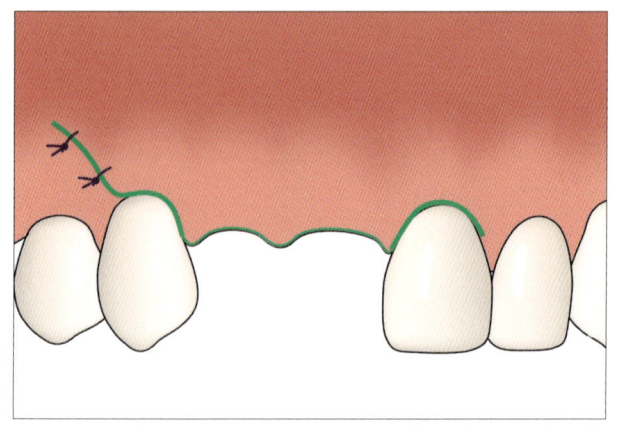

図1-1-11 前歯部中間複数歯欠損。基本は両隣在歯の歯頸部切開と歯槽頂上切開である。視野が得られないときは、遠心（図では犬歯部）に斜切開を、歯肉歯槽粘膜境を越えない程度に加え、三角弁として視野を確保する。

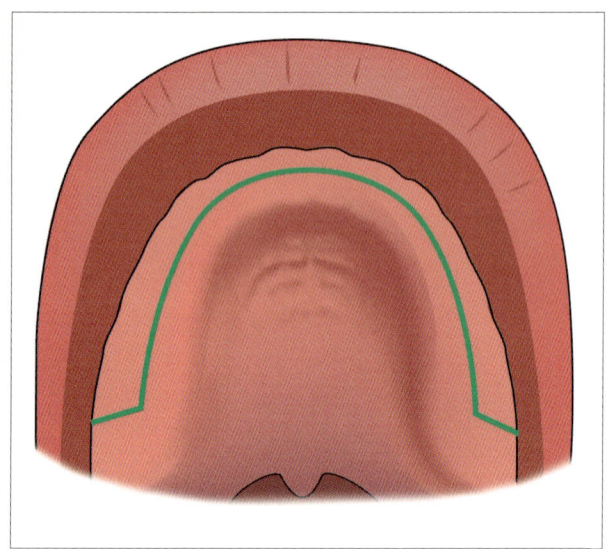 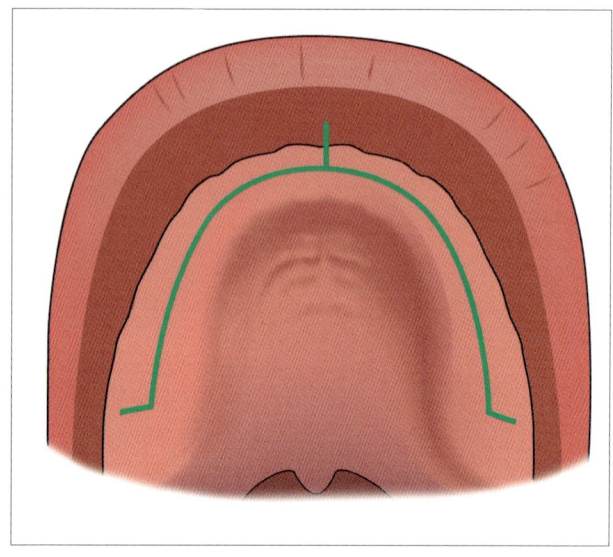

図1-1-12a｜図1-1-12b　図1-1-12 無歯顎での切開。左図だと後方のバックカットはあるものの、切開後の骨膜剥離に時間を要する。右図のごとく、正中に縦切開を加え、左右に分けて骨膜剥離すると効率が良い。

さなセグメントで剥離できるため、手術効率が良くなり、操作時間が短縮できる。また、審美目的で歯肉形態を整えていく症例では、縫合後の瘢痕が目立ちやすい縦切開を加えないか、後方の目立たない部分に設定すると審美に貢献することになる（図1-1-11）。

3．無歯顎での切開

頰側斜切開 - 歯槽頂上 - 頰側斜切開、または、頰側斜切開 - 歯槽頂上（正中部縦切開） - 頰側斜切開とするのが基本である。後者の理由は、前記2．③の前歯部中間複数歯欠損と同様で、骨膜剥離を効率良く進めるためである（図1-1-12）。

4　まとめ

インプラント治療において、手術は避けられないステップである。そして、その根幹となっているのが、切開、剥離、縫合といった基本手技であり、また、それらの正確さは、臨床解剖の把握と相俟って手術の良し悪しを左右することになる[4]。インプラントの埋入や開窓、骨形成術や軟組織形成術などの各々の術式は、この基本があってこそ成り立つものである。そして、基本が身についていればさらなる応用が効き、手際の良い手術が可能となり、術中、術後における患者の苦痛も和らぐことにつながっていく。したがって、切開、剥離、縫合の技

術を十分に習得したうえで、インプラント手術の土俵に上がるべきである。本章では、切開デザインを中心に手術の導入部分について述べたが、もちろん、それらもすべて基本的な外科手技の上に立脚したものであることを強調しておきたい。

参考文献

1. Garber DA, Salama MA, Salama H. Immediate total tooth replacement. Compend Contin Educ Dent 2001;22(3):210-6, 218.
2. Palacci P. Peri-implant soft tissue management. Papilla regeneration technique. In: Palacci P, Ericsson I, Engstrand P, Rangert P(eds). Optimal Implant positioning and soft tissue management for the Brånemark system. Chicago: Quintessence, 1995;59-70.
3. 河奈裕正, 朝波惣一郎. 臨床手技の根拠を探る インプラント二次手術編 第2回 歯肉弁形成による二次手術のなぜ? その1. Quintessence DENT Implantol 2005;12(3):124-127.
4. 河奈裕正, 朝波惣一郎, 行木英生. インプラント治療に役立つ外科基本手技〜切開と縫合テクニックのすべて〜. 東京:クインテッセンス出版, 2000;1-107.

1.2 解剖学的制限に則したインプラント直径、長径の選択

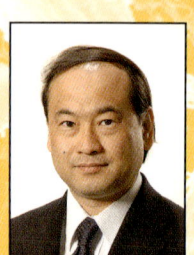

林　昌二
(Shoji Hayashi)

神奈川歯科大学附属横浜研修センター、総合歯科学講座　診療科教授、附属横浜クリニックインプラント科　科長
神奈川歯科大学高次口腔科学研究所　講師
神奈川歯科大学卒業、同大学院歯学研究科修了
日本補綴歯科学会指導医・専門医
ドイツ口腔インプラント学会(DGZI)指導医・専門医

1　インプラントの形状と直径、長径の選択

　ザイブインプラントは抜歯後即時埋入を考慮され開発されたテュービンゲンインプラントのコンセプトが基本[1]であるため、サイズは豊富で現存するインターナルヘックス機構を有するシステムでは最小の直径3.0mmから5.5mmまで5種類と、長径8mmから18mmまで6種類のサイズ(図1-2-1)を有し、選択の自由度が大きい。また、MPアバットメント(図1-2-2)の併用によりインプラント長径が調整でき、さらにインターナルからエクスターナルに形態が変えられ上部構造の最終デザインに適した設計が可能になり、このアバットメントを有効に使用することで意図的に傾斜埋入された場合においても精度のすぐれた印象採得が可能になる。
　ザイブインプラントの形態の特徴は大きく分けて2つから成る。1つはオッセオインテグレーションに重要な初期固定と、もう1つは軟組織との生体親和性の向上を考慮し、解剖学的な制限に適応するように開発されたことである[2]。
　初期固定はインプラントのオッセオインテグレーション獲得に欠かせない必要条件である。負荷によって生じる微小動揺すなわちマイクロムーブメントはオッセオインテグレーションを破壊し、脱落の原因になる。ザイブは特徴的なスレッド形状を有し、海綿骨や皮質骨に適合し初期固定を強固なものにする。セルフタッピングタイプのインプラント形成はインプラントより小さい窩を形成し、その結果、海綿骨の圧縮(ボーンコンデンス)が生じ、骨質D3、D4においてもすぐれた初期固定を達成する。即時埋入の場合、初期固定は脆弱な海綿骨部位での支持がもっとも大きく関与する。その場合、長径とスレッドデザインが決定要因となり、セルプラス表面性状が相乗的にオッセオインテグレーションに作用する。また通常埋入の場合、インプラントカラーエリアのコア直径が大きくなっており、スレッドのピッチが全体に一定である理由により内部コンデンス(図1-2-3)が行われる。たとえば直径4.5mmのインプラントにおいて、スクリュースレッドのピッチは先端部から頭部にかけて0.85mm間隔で一定であり、深さは先端部で0.5mm、頭部で0.18mmであることからスムースな埋入が可能になり、先端部から頭部にかけてCutting、Condensation、Friction機能を有する形態になっている。
　埋入によっては皮質骨部の過小の形成窩は過度の圧縮が生じる可能性があるので、穿孔には骨質により最終ドリルであるクレスタルドリル(図1-2-4)の形成量(0～6mm)で圧縮量を調整することが推奨される。これに

1.2 解剖学的制限に則したインプラント直径、長径の選択

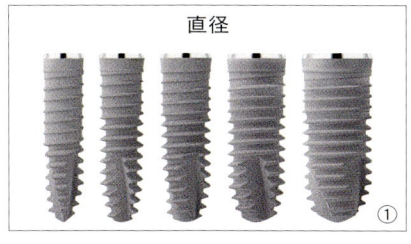
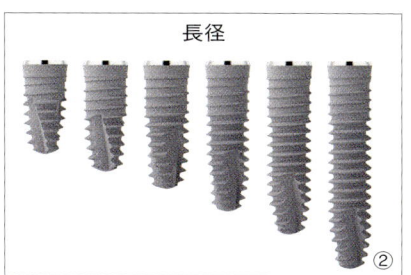
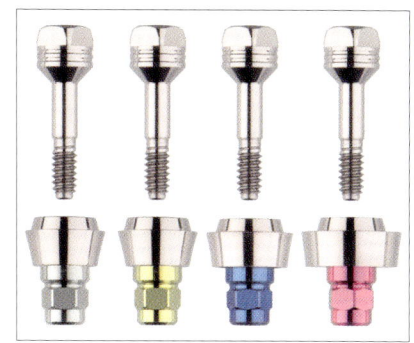

図1-2-1 インプラントの直径（アバットメント接合部）は、3.0、3.4、3.8、4.5、5.5mm、長径は8、9.5、11、13、15、18mmで顎堤の水平、垂直的骨量にあわせサイズを選択できる。

図1-2-2 複数歯欠損のインプラント修復において咬合面からスクリュー固定するブリッジやバー製作に用いる。また、インプラント軸の補正を可能にする。

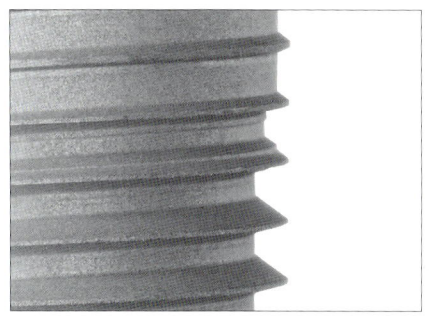
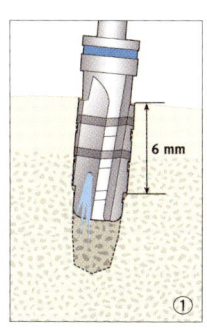
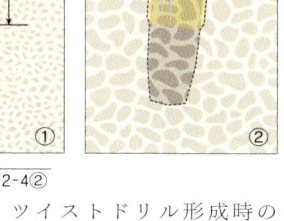
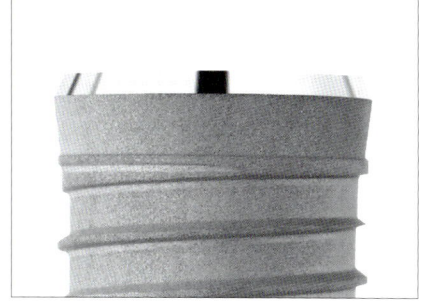

図1-2-3 独特なスレッドデザインにより埋入窩に必要以上のトルクをかけずに埋入でき、強固な初期固定が得られる。

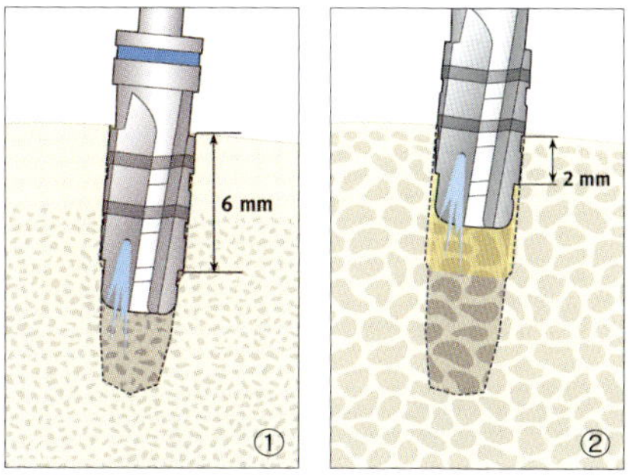

図1-2-4 ツイストドリル形成時の抵抗感によりドリル深度を選択することで、埋入時の内部コンデンス程度を調節する。

図1-2-5 カラー部の拡大により、インプラントがより骨に密着するように設計されている。

より、良好なFrictionが得られ、火傷も防止できる。さらに骨密度が高いD1の場合はタップ形成を併用し埋入トルクが抑制される。すなわち骨質によりアダプテーションテクニックを用いても、モディファイドアダプテーションテクニックの必要はないので、骨質を問わず術者が埋入をコントロールできるシステムと言えよう[3]。

軟組織に接するカラー部形態は、インプラントが形成された骨壁に密接するように両側で0.35mm拡大（Effect of crestal support by lateral micro extension）（図1-2-5）されており、さらにインプラント-アバットメント接合部では0.175mm縮小され、その部位の表面処理はグリットブラストと酸エッチングがなされている。この拡大部と縮小部の形態差が上部構造装着後も硬組織と軟組織の付着を促進しマイクロギャップを減少させ、いわゆるプラットフォームスイッチングにより軟組織の介入を阻止しプラークコントロールも維持され、日本人のように薄い歯肉、粘膜にも適していると考えられる。以上のよう

な特性から、解剖学的に制限がある症例においても初期固定が良好で軟組織との生体親和性を維持した長期的に良好な予後が予測され、患者の主訴に一致した上部構造が設計できる。

直径、長径の選択において第一に考えることは、患者の主訴に沿った上部構造の設計を立案することである。第二に考えることは、上部構造を長期にわたり維持させ、それに伴い残存歯の喪失と軟組織の萎縮を予防することを考慮したインプラント埋入本数の選択と、構造力学的な根拠から埋入位置と長径および直径を研究用模型とCT（コンピュータ断層撮影）画像から選択することである。

特に解剖学的制限に則したインプラントの選択においては、偶発症を生じさせないように神経、血管の走行を認識したうえでCT画像でそれらの位置を確認することが重要である。また、埋入用テンプレートはインプラント埋入配置、本数を決定するのには有効な装置であると考えるが、それを過信してはいけない。最終的な長径、

1章 インプラント治療における解剖学および外科学

症例1-2-1　上顎前歯単歯欠損症例①　遅延埋入

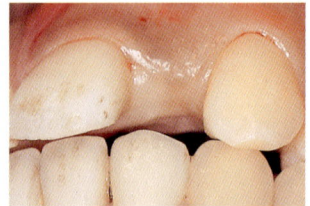
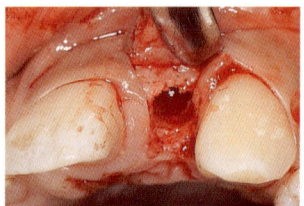
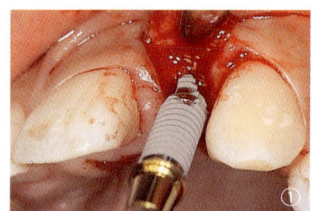
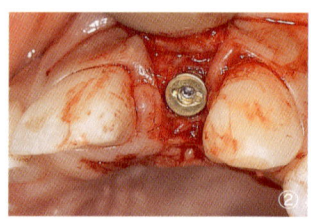

症例1-2-1a　術前口腔写真。唇側骨に吸収が認められ対合歯の咬合干渉も認められる。最終修復は反対側よりやや短くなることを説明し了解を得て治療を開始した。

症例1-2-1b　最終ドリル直径3.8mmで終了。両隣在歯から1.5mmの位置に、唇側歯槽骨幅が1.0mmあることを確認する。

症例1-2-1c①　症例1-2-1c②

症例1-2-1c　インプラント直径3.8mm、歯冠‐歯根比を考え長径15mmを埋入した。切開はエステティックフラップデザインとし歯間乳頭の退縮が生じないように配慮した。

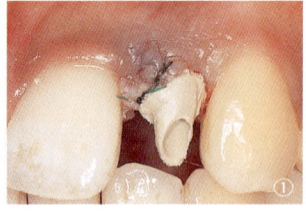
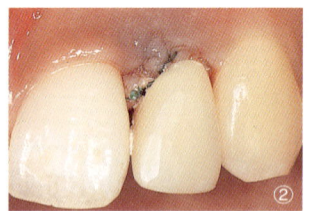
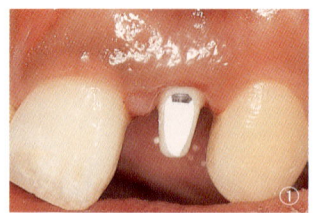
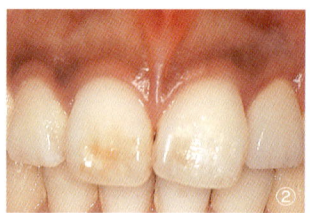

症例1-2-1d①　症例1-2-1d②

症例1-2-1d　二次手術にはエステティキャップを調整し歯間乳頭再建を試み、同時にテンポラリーレストレーションを行った。

症例1-2-1e①　症例1-2-1e②

症例1-2-1e　セルコンアバットメントとオールセラミッククラウンにて修復を完了した。

直径の選択は術者の経験と熟練度が決め手となり、患者の骨治癒能力と使用するインプラントシステムの特性を知っていることも成功を導く大きな鍵となり、埋入される前後のサイズの準備も必要である。

2　症例供覧

1．上顎前歯単歯欠損への応用例

①遅延埋入例（症例1-2-1）

患者年齢および性別：32歳、女性
主訴：固定性修復で審美回復を希望

上顎左側側切歯欠損で来院。両隣在歯を切削しないインプラント治療を希望した。

遅延埋入でのインプラントサイズの選択は抜歯後即時埋入に比較して唇側骨の吸収が進行している場合が多いのでCT撮影により骨形態にあったサイズを選択し、埋入予定の前後のサイズを用意するべきであろう。また、エマージェンスプロファイルを考え、ワイドサイズの選択も考慮しGBRの準備も必要になる。その際、将来の骨吸収量も考え直径選択を行いたい。また、場合によってはクレストスプリットやボーンコンデンサーを使用し、GBRを使用せず埋入が可能なことも忘れてはいけない。

②早期埋入例（症例1-2-2）

患者年齢および性別：52歳、男性
主訴：固定性修復で審美回復を希望

上顎左側中切歯歯根破折で来院。両隣在歯を切削しないインプラント治療を希望した。臨床において抜歯は緊急性を要する場合が多く、インプラント治療のコンサルテーションをすることは困難であるので初診は抜歯とテルプラグ（モリタ）挿入のみで終了する。その利点は骨欠損形態が確認できることで、4〜6週待機させることにより軟組織の再生と硬組織の活性化を期待したい。その間にインフォームドコンセントを実施するほうがリスクが減り有利な場合が多い。

症例1-2-2　　上顎前歯単歯欠損症例②　早期埋入

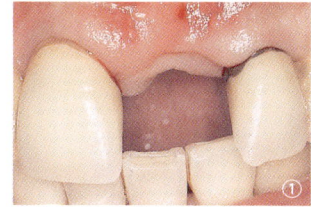
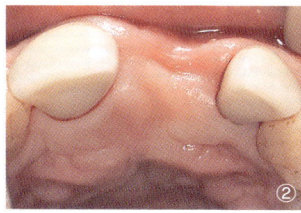
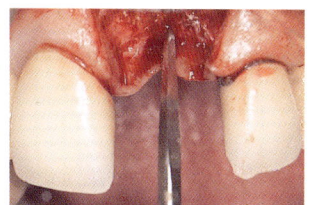

症例1-2-2a①　症例1-2-2a②　　症例1-2-2a　抜歯後40日で一次手術を実施した。その間はオベイトポンティックで欠損部を閉鎖した。正面、咬合面観。　　症例1-2-2b　プレデシジョンバーで起始点を穿孔。

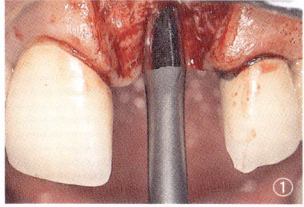
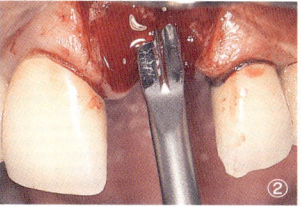
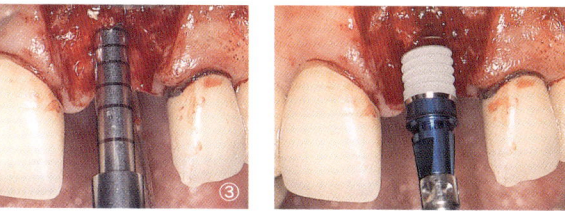

症例1-2-2c①　症例1-2-2c②　症例1-2-2c③　　症例1-2-2c　クレストスプリットとボーンコンデンサーを使用し唇側に歯槽骨を拡大。　　症例1-2-2d　直径4.5mm、長径15mmを埋入。

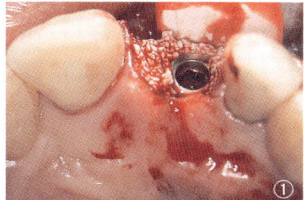
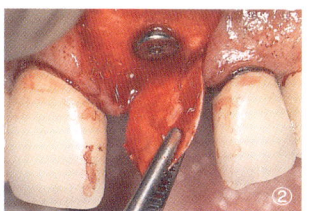
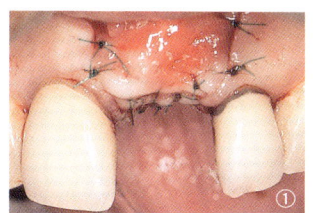
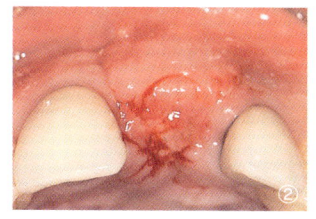

症例1-2-2e①　症例1-2-2e②　　症例1-2-2e　やや唇側に裂開が認められたため人工骨と自家骨を混合しGBRを実施。予定では直径3.8mmの埋入を考えたがGBRは必要と判断し、審美回復を期待しワンサイズ大きい径を選択した。　　症例1-2-2f①　症例1-2-2f②　　症例1-2-2f　抜糸時の咬合面観、直径4.5mmを選択したことにより、歯槽堤が拡大され、良好な審美回復が期待できる。

症例1-2-3　　上顎前歯単歯欠損症例③　抜歯後即時埋入

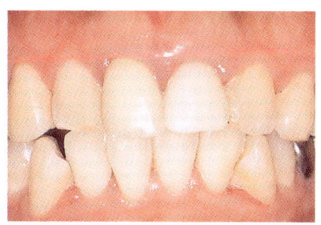
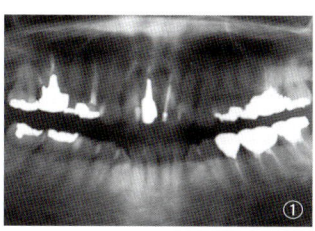
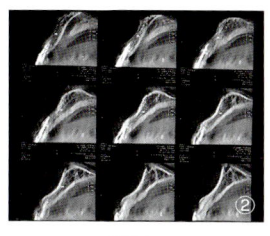
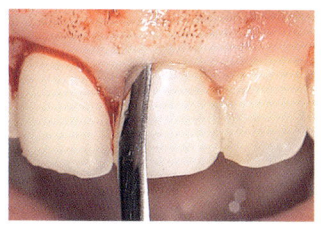

症例1-2-3a　術前正面観、歯肉縁にやや腫脹が認められる。　　症例1-2-3b①　症例1-2-3b②　　症例1-2-3b　術前パノラマX線写真、CT像より唇側層板骨の厚さと吸収程度から抜歯後即時埋入を予定した。　　症例1-2-3c　ペリオトームにて、唇側歯槽骨と歯間乳頭を損傷しないように慎重に抜歯。

1章 インプラント治療における解剖学および外科学

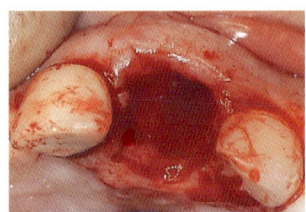
症例1-2-3d 抜歯窩内の肉芽を十分に掻爬し、骨レベルを確認する。

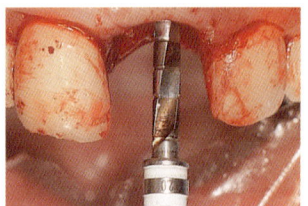
症例1-2-3e 口蓋側骨壁に沿わせて根尖部より2mm上方を起始点とし形成を開始。

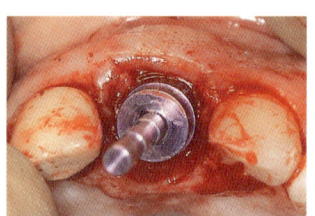
症例1-2-3f 直径4.5mmドリルの最終形成終了の段階でセレクトインプラントを挿入し、抵抗感により埋入インプラント直径を決定する。

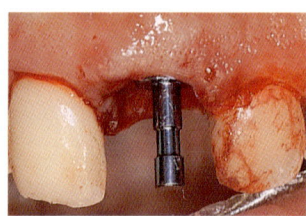
症例1-2-3g 5.5mm（赤色）のセレクトを試適したが完全に挿入できないので、4.5mm（青色）のセレクトを挿入した。

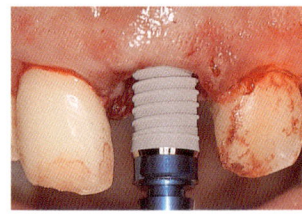
症例1-2-3h 4.5mmのセレクトを挿入し適合感が良好なため直径4.5mm、長径15mmを埋入した。

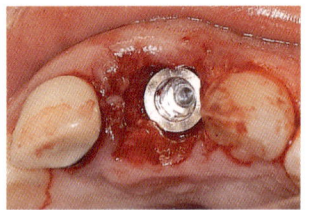
症例1-2-3i 埋入後、インプラントは4壁の骨壁に囲まれ間隙は認められない。

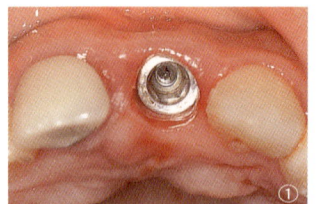
症例1-2-3j① 症例1-2-3j②

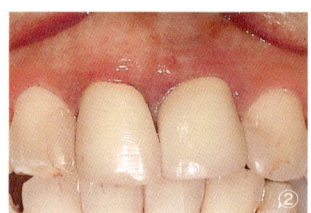
症例1-2-3j 上部構造装着前（①）とメインテナンス時（②）。良好な状態に管理されている。

症例1-2-4　プラットフォームスイッチングの応用

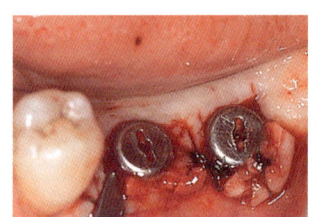
症例1-2-4a 1.5ヵ月後、カバースクリューと同一サイズのジンジバルフォーマーを装着し二次手術を行った。

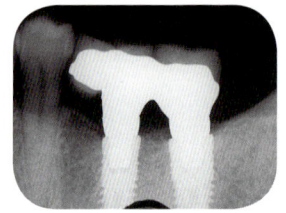
症例1-2-4b デンタルX線写真。カラー部に骨造成が認められ、プラットフォームスイッチングが認められた。

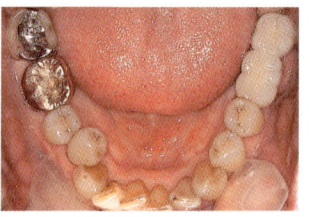
症例1-2-4c 上部構造を装着。カンチレバー部は大臼歯形態とした。

③抜歯後即時埋入例（症例1-2-3）

患者年齢および性別：32歳、女性

主訴：固定性修復を希望

　上顎左側中切歯の歯根破折で来院。これ以上症状が悪化しないように早期にインプラント修復を選択した。

　ワイドサイズインプラントを使用し意図的に唇側の薄い層板骨壁に合わせ埋入し、骨損傷や裂開を招くよりかは抜歯後の骨吸収を見越し、抜歯窩よりやや小径のインプラントを口蓋側寄りに低位埋入をしたほうが良好な結果を招くと考えた。初期固定を期待したいため長径に関しては長いサイズを選択している。

2．プラットフォームスイッチングの応用例（症例1-2-4）

患者年齢および性別：55歳、男性

主訴：固定性修復を希望

　下顎左側第一、第二大臼歯が歯根破折で欠損し義歯不適合で来院した。クレンチング習癖あり。

　骨性状が良好でない場合や解剖学的制約、例えば上顎洞形態、下顎管の位置により短径の選択を余儀なくされる場合や、オトガイ孔の存在により埋入位置が理想部位から外れ、カンチレバー形体の上部構造になる場合などにプラットフォームスイッチングを行っている。実際に

症例1-2-5　埋入位置が両隣在歯に近接していて埋入間隙が狭い症例

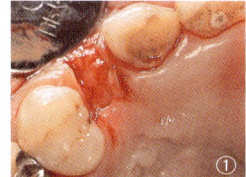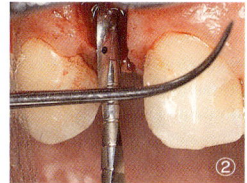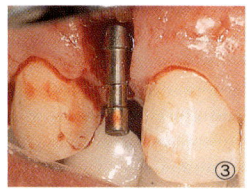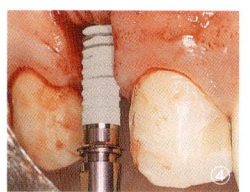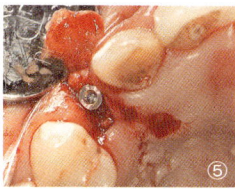

症例1-2-5①　症例1-2-5②　症例1-2-5③　症例1-2-5④　症例1-2-5⑤

症例1-2-5　エステティックフラップ後、近遠心間の骨直径が約6mmあることを確認し、セレクトインプラントを試適後、直径3mmのザイブインプラントを選択し埋入した。埋入時にテンプベースが両隣在歯に接触せず埋入操作が可能ならばインプラント直径サイズの選択に間違いはなく、印象採得も確実に行える。3.0mmは欠損間隙が狭いケースには有効なサイズである。

症例1-2-6　傾斜埋入症例

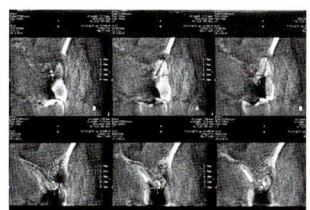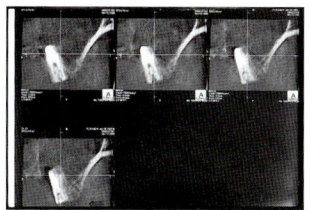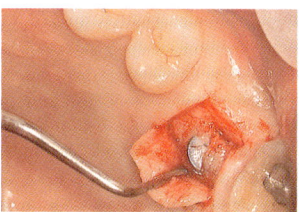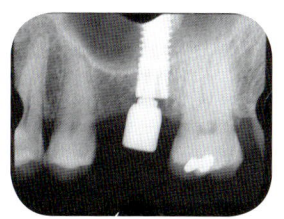

症例1-2-6a　CT像では口蓋根を囲む骨が多く存在し、抜歯後即時埋入を口蓋側根部に予定した。

症例1-2-6b　第一大臼歯を抜歯後、歯根形態に近いサイズを選択し直径4.5mm、長径13mmを口蓋根の抜歯窩にやや中央寄りに角度を調整し埋入した。

症例1-2-6c　二次手術においてカバースクリューは一部骨で被覆されていた。

症例1-2-6d　X線写真でも骨増殖が確認された。

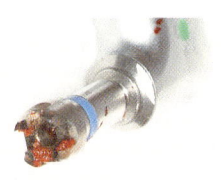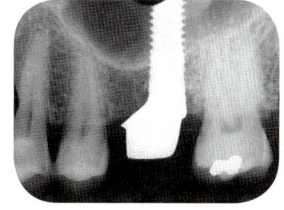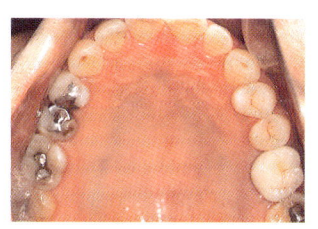

症例1-2-6e　ボーンプロファイラーでジンジバルフォーマーが装着できるように調整した。

症例1-2-6f　X線写真ではアバットメント試適は良好で、エステティキャップにより粘膜厚みも理想的な生物学的直径を有している。

症例1-2-6g　上部構造をセメント合着し術後良好である。

は直径4.5mm以上のインプラントを埋入し、3.8mmのカバースクリューもしくはジンジバルフォーマーを使用してネック部の骨レベルを調整したいと考えている。

3. 埋入位置が両隣在歯に近接していて埋入間隙が狭い（症例1-2-5）

患者年齢および性別：23歳、女性

主訴：固定性修復を希望

　乳歯晩期残存にて来院、抜歯後インプラント治療を希望した。

症例1-2-7　上顎洞底挙上術と同時インプラント埋入（リバースプラットフォームスイッチング）

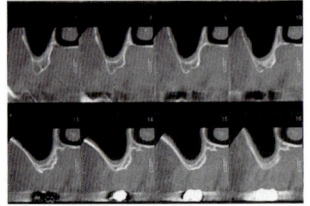
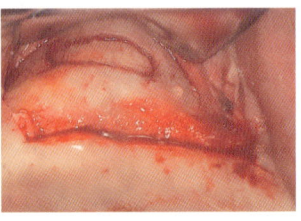
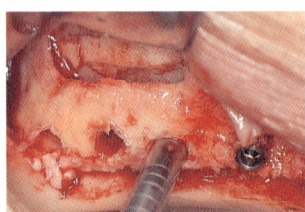
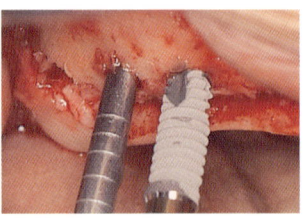

症例1-2-7a　CT像では上顎洞までの距離は2〜3mmで上顎洞底は比較的平坦である。

症例1-2-7b　側方開窓により既存骨の厚さを視覚的に確認。

症例1-2-7c　埋入位置にドリリングと同時にボーンコンデンサーを使用し3.4mmまで皮質骨を拡大。

症例1-2-7d　ボーンコンデンサーで上顎洞粘膜を挙上維持し、最終ドリルより1サイズ大きい直径3.8mm、長径13mmのインプラントを埋入し初期固定が得られた。

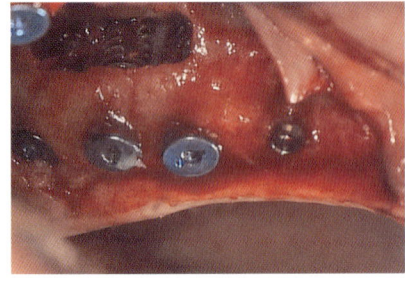
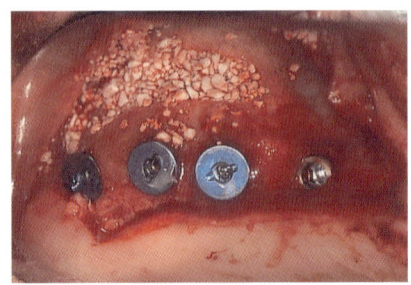
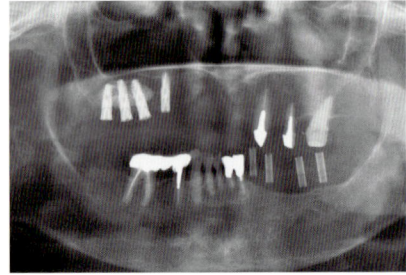

症例1-2-7e　4.5mmのカバースクリューを装着しリバースプラットフォームスイッチングを行った。

症例1-2-7f　骨補填材を洞内に移植し吸収性GBR膜を設置後、縫合し終了。

症例1-2-7g　術後パノラマX線写真。

ザイブインプラントはルートフォルムで直径3.0mmが用意されているため、下顎前歯部や矮小歯の欠損症例には適している。また、複数歯欠損でGBRを行わずに補助的支持が必要な場合にも使用可能である。

4．傾斜埋入症例（症例1-2-6）

患者年齢および性別：60歳、男性
主訴：固定性修復を希望、上顎洞底挙上術は希望しない。

上顎左側第一大臼歯がC_4で保存不可能。

解剖学的制約があり、特に骨吸収が進行し下顎管（下顎舌側傾斜）までの距離が少ない場合や上顎洞底が低位である単歯欠損の場合、インプラントサイズの選択と傾斜埋入により神経損傷防止や上顎洞底挙上術をしなくても埋入が可能な場合もある。

5．上顎洞底挙上術と同時インプラント埋入（症例1-2-7）

患者年齢および性別：65歳、女性
主訴：固定性修復を希望

上顎無歯顎で上顎洞が発達しており上顎洞底挙上術が必要と判断し、治療時間の短縮を考え同時インプラント埋入を行った。

初期固定を得るために、残存皮質骨は最低5mm必要とされている。4mm前後の場合、初期固定が得られず、また自家骨もしくは人工骨を挙上された上顎洞内に挿入する際、インプラントの位置が内部で移動することがあり、同時埋入を避けるべきか判断に迷うことがある。しかし、多くの場合、クレスタルドリルを使用せず、ボーンコンデンサーで最終拡大すればザイブインプラントでは初期固定の得られた埋入が可能になる。さらに埋入されたインプラントよりワンサイズ大きなカバースクリューを装着すれば（リバースプラットフォームスイッチング）、初期固定は増大する。

症例1-2-8　上下無歯顎症例

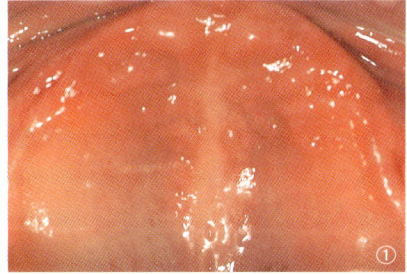
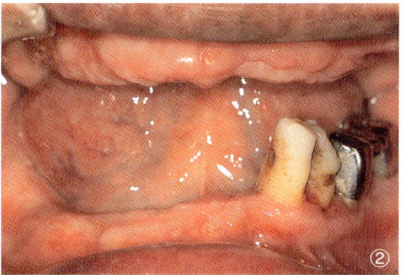
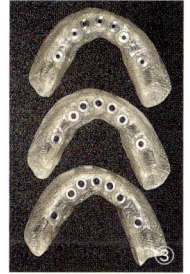
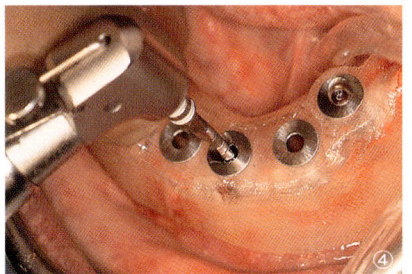
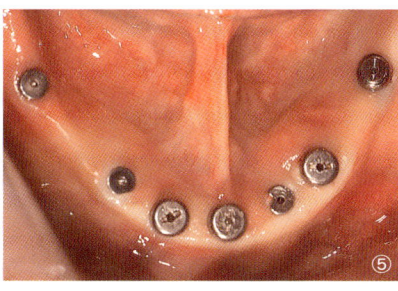
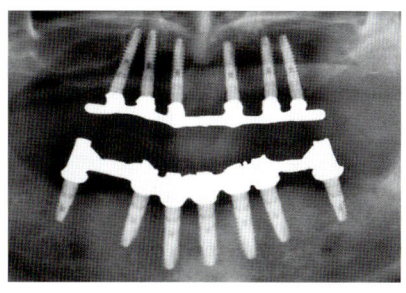

症例1-2-8a① 症例1-2-8a② 症例1-2-8a③
症例1-2-8a④ 症例1-2-8a⑤

症例1-2-8a　無歯顎症例では、上部構造が固定性か可撤性かを患者の主訴に合わせ十分に検討する必要がある。特に審美性、清掃性、発音などを満たしつつ解剖学的な制約も考慮し、長期的に良好な予後を期待できる上部構造を維持する設計が必要になる。特にインプラントサイズの選択は上部構造がインプラント支持なのか、粘膜支持との混合負担なのかを決定したうえでCT画像と実際の骨形態、骨質、付着歯肉の厚さなどを考慮し配置、数を決定しなければいけない。

症例1-2-8b　パノラマX線写真では上下顎ともに解剖学的制約に則したバランスの良い埋入が行われていることが確認できる。

症例1-2-8c① 症例1-2-8c② 症例1-2-8c③
　　　　　　症例1-2-8c④ 症例1-2-8c⑤

症例1-2-8c　上顎には電鋳コーピングを有したドッペルクローネオーバーデンチャーを装着し清掃性の向上と顔貌回復が達成された（①、②）。下顎にはSAE放電加工機（SAE、EDM 2000 type、Germany）を使用し、ストレスフリーなメタルフレームとアバットメントの適合を有するボーンアンカードブリッジを製作した（③〜⑤）。

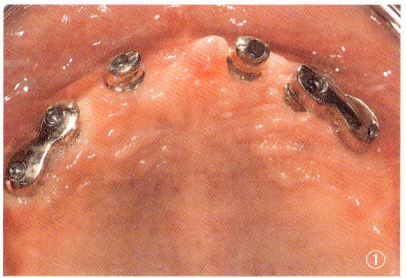
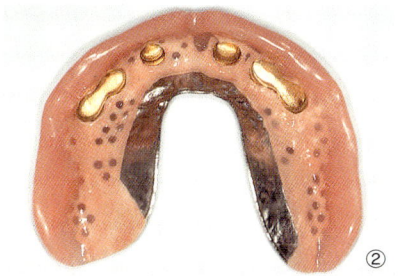
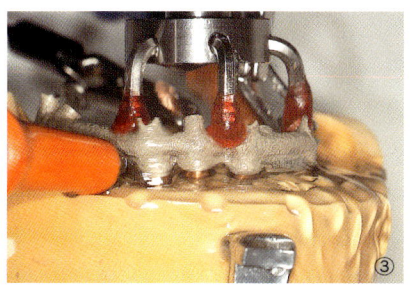
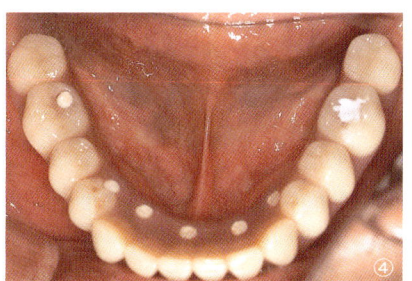
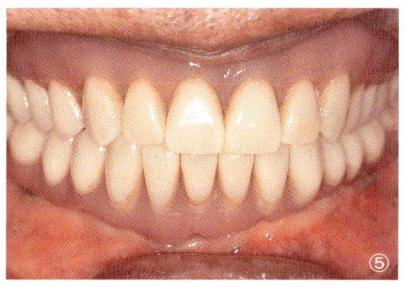

6．上下無歯顎症例（症例1-2-8）

患者年齢および性別：60歳、男性
主訴：インプラント修復を希望

下顎残存歯を抜歯後、上下顎無歯顎になり上顎洞底挙上術は希望しなかった理由により、上顎はインプラントオーバーデンチャーとし、下顎はボーンアンカードブ

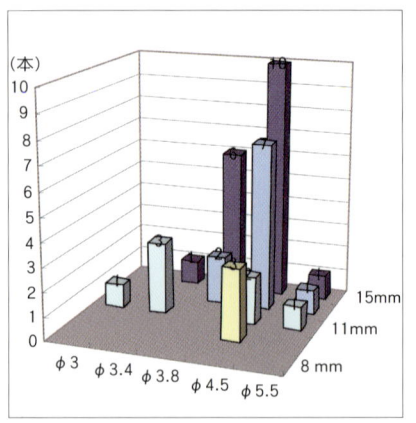
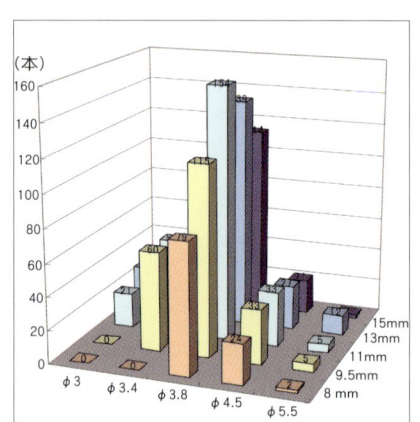

図1-2-8a 抜歯後即時埋入されたインプラントサイズ。

図1-2-8b 使用された1,020本のインプラントサイズの部位的直径と長径。

リッジを装着することにした。テンプレートとCT画像で埋入位置と本数を決定し、インプラントマスター（アイジーエス）によるサージカルナビガイドシステムを使用しフラップレス埋入手術を行った。下顎前歯部におけるインプラントサイズの選択では偶発症に注意を払い、下顎管の走行やオトガイ孔のループ形態を考慮しながら、直径、長径、配置と本数を決め、埋入後ジンジバルフォーマーを装着し終了した。上顎における長径の選択はバーフレームの長期安定性を考え15mmを選択し、最遠心部インプラントは上顎洞側壁に沿わすように埋入した。オーバーデンチャーの維持目的で埋入を考える場合、審美性の考慮より咬合力に対する支持を優先的に考える必要があるので、力学的に考慮された本数と外科的侵襲が少ない長径、直径を選択する。上下顎とも初期固定を確実なものとするため長い長径を選択し、直径は生物学的直径とバーフレームの清掃性を考慮し可能なかぎり同一のものが望ましいと考える。

3　まとめ

当科において使用された1,020本のザイブインプラントのサイズと埋入部位について傾向を検討した結果（図1-2-8）[3]、上顎中切歯、犬歯部における抜歯後即時埋入例では直径4.5mm以上、長径は15mmが多く、側切歯では直径3.8mmと3.4mmが多い傾向にある。下顎前歯部では直径3.0mm、3.4mmのみで長径は長いサイズが選択されている。

それに比較し通常埋入では上顎中切歯、犬歯部では直径3.8mmが多く、長径は13mmが多く、下顎小臼歯部では、3.8mmが多く、15mmは少ない。上顎大臼歯部では直径3.8mm以上が多く、長径は11mm前後が多く選択されている。下顎大臼歯部では直径3.8mmがきわめて多く、長径15mmはほとんどない。以上のことからインプラントサイズ選択には上部構造の力学的なバランスや血管、神経、上顎洞などの損傷、すなわち偶発症が生じないような、いわゆる解剖学的制約に従った直径、長径の選択が行われていることがわかる。最終的には、手術に際し視覚的に骨量を、ドリリング中に手指の感覚で骨質を感知することで、最終ドリルサイズとクリスタルドリルの深度を選択し、インプラントの直径と直径を決め良好な初期固定が得られるようにするべきであろう。

参考文献

1. Gomez-Roman G, Kruppenbacher M, Weber H, Schulte W. Immediate postextraction implant placement with root-analog stepped implants : Surgical procedure and statistical outcome after 6 years. Int J Oral Maxillofac Implants 2001 ; 16（4）: 503-513.
2. 林　昌二．ザイブインプラントシステムの臨床応用．In : the Quintessence別冊　インプラントYEAR BOOK 2007．東京：クインテッセンス出版，2007；139-142．
3. 杉丸成子，林　昌二，柳　献作，志村公治郎，河原日登美，鳥羽山　剛，富樫敏夫，神作拓也．当科で使用しているインプラントシステムの現状　第2報―クレスタルドリルの有効性について―．日本口腔インプラント学会誌　2008；21（特別号）；308．

②

インプラント埋入における注意点

杉山貴彦
(新潟県開業)

江藤隆徳
(大阪歯科大学附属病院口腔インプラント科　教授)

2.1 審美領域へのインプラント埋入における注意点 埋入条件の理論と実際
─3 Lines Diagnosis System─

杉山貴彦
(Takahiko Sugiyama)

新潟県開業 杉山歯科医院
日本歯科大学新潟生命歯学部歯科補綴学第二講座　非常勤講師
日本歯科大学新潟歯学部卒業
日本口腔インプラント学会専門医
Dentsply Friadent master speaker

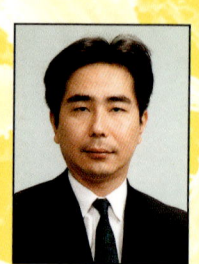

1　はじめに

　現在のインプラント治療において、審美性の獲得は重要な因子の1つであり、単に失った歯の形や色調だけでなく周囲組織すなわち歯頚線と歯間乳頭の連続性の回復が必要となる。基本的に歯頚線の位置と形態は術者がコントロールするものでなくてはならない。その第一歩として、インプラント埋入条件はきわめて重要である。

2　審美領域とは？

　上顎の前歯部では、特に審美的な回復が重要なのは言うまでもないが、それが達成されると周囲組織の連続性が回復されたことになり、易清掃性、食片圧入の阻止、上部構造の装着感の向上など、目に見えない快適性をもたらす（図2-1-1a、b）。患者の立場に立ってみれば臼歯部であってもそれは必要であり、結果的に審美性が獲得できるので、臼歯部も審美領域の一つとして考えられる（図2-1-1c、d）。

3　インプラント周囲の歯頚線の誘導

　インプラント周囲の歯頚線は、いったいどのように誘導されるのであろうか。プロビジョナルクラウンによって誘導される前後のインプラント周囲粘膜形態を比較した。コンピュータ上で両者の粘膜模型のインプラント中央部で切断した頬舌断面を、インプラント上端面を基準に重ね合わせた（図2-1-2a）。歯頚線の位置は、プロビジョナルクラウンのジンジバルカントゥアによってインプラント周囲粘膜が圧迫された結果として、決定されていることがわかる。

　上部構造が脱離した場合、わずか半日ほどで、それらによって誘導された粘膜形態は消失してしまうので、周囲粘膜にはインプラントを覆うような力があると考えられる（図2-1-2b）。上部構造のサブジンジバルカントゥアは、周囲粘膜を圧迫していることになる。したがって、両者の力の拮抗点が歯頚線として現れる。

　上部構造のサブジンジバルカントゥアによる圧迫の調整が可能な位置にインプラントを埋入しなくてはならないし、その圧迫を許容できる組織量の獲得が不可欠となる。つまり適切なインプラント埋入条件に沿った埋入と十分な組織量の獲得とが必要になり、どちらが欠けても

2.1 審美領域へのインプラント埋入における注意点　埋入条件の理論と実際

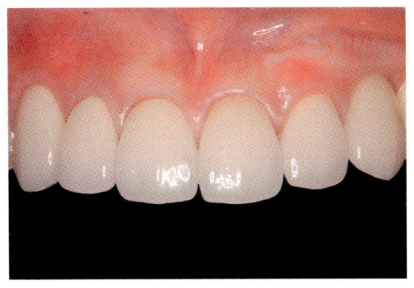
図2-1-1a　上顎左側犬歯、右側側切歯がインプラント修復で、最終的な上部構造装着から2年半が経過している。上顎前歯の単歯欠損症例では、隣在天然歯からの歯頸線と歯間乳頭の連続性の回復は不可欠である。

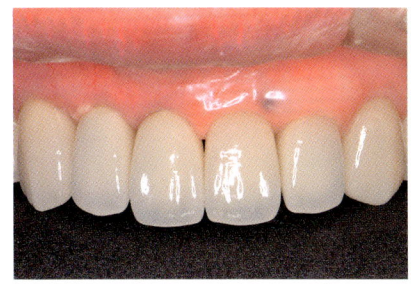
図2-1-1b　上顎左側犬歯から右側犬歯までの6前歯欠損に対して、インプラントを1歯1本で、計6本埋入する修復を行った。最終的な上部構造装着から3年が経過している。連続歯欠損のほうが難易度は高いが、治療のめざすべきゴールは同じである。

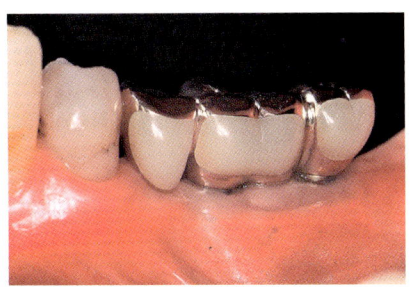
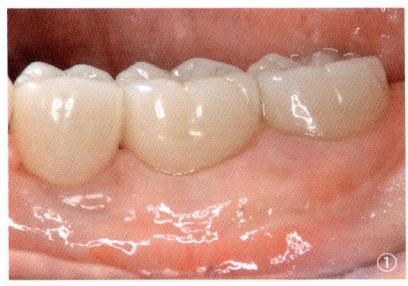
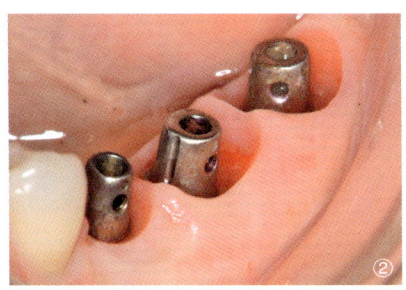

図2-1-1c　今から15年程度前の症例である。当時の審美は、頬側面を前装した上部構造を装着するのみで、歯頸線も歯間乳頭の回復など、考えてもいなかった。歯間ブラシによる清掃を前提とした上部構造であるため、食片圧入も生じやすかった。

図2-1-1d①　図2-1-1d②

図2-1-1d　現在の臼歯部のインプラント修復である。失った歯だけでなく、周囲組織を含めて回復した。最終的な上部構造を装着してから3年半が経過している。患者は、歯ブラシのみでの清掃が可能であり、食片の圧入もなく非常に快適だと言っている。もし自分が患者だとしたら、15年前の症例とどちらを選択するだろうか。その答えが、患者の要望であり、臼歯部での治療のゴールとしてめざすべきものだと考える。

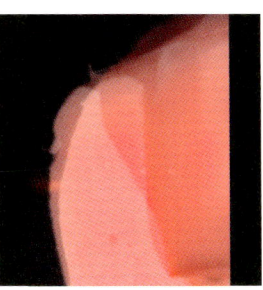
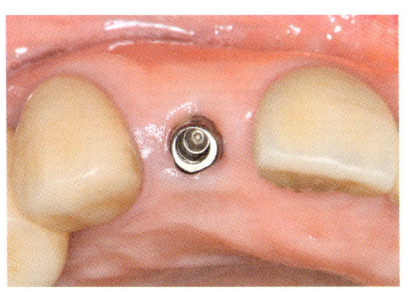

図2-1-2a　プロビジョナルクラウンによる歯頸線の誘導前後の、歯肉断面模型を重ねた状態。上部粘膜が外側に圧迫されていることがわかる。

図2-1-2b　上部構造が脱離して、1日放置した状態。そのサブジンジバルカントゥアによって誘導された粘膜形態が消失し、粘膜はアバットメント軸面に接している。

良い結果は生まれない。

4　インプラント頬側縁上粘膜の高さと幅の比率

インプラント唇・頬側縁上粘膜の高さと幅の比率は、野澤らによって、おおよその平均が1：1.5と報告されている[1,2]。これは上部構造装着後1年以上経過した症例の結果である。

しかし先に述べたように、インプラント周囲の歯頸線は、プロビジョナルクラウンや上部構造によって、周囲粘膜が圧迫された結果誘導される。プロビジョナルクラウンによる歯頸線誘導前後のインプラント頬側縁上粘膜の高さと幅の比率を比較することによって、歯頸線誘導の原則が、より明確になると考えた。

そこでプロビジョナルクラウンによる歯頸線誘導が終了し、安定した状態にある27本のインプラント修復歯に対し、歯頸線誘導前の周囲粘膜の形態としてプロビジョ

2章　インプラント埋入における注意点

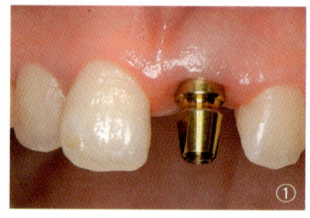 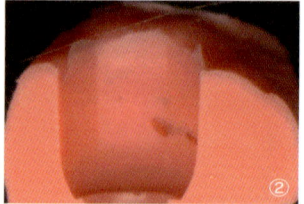 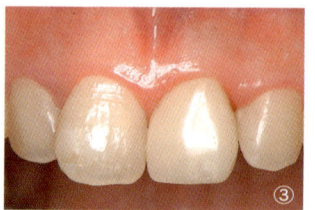 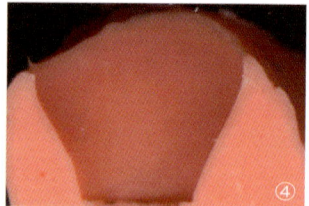

図2-1-3a① 図2-1-3a② 図2-1-3a③ 図2-1-3a④

図2-1-3a　プロビジョナルクラウンによる歯頚線誘導前の状態として、①、②のように印象用ポストで、また歯頚線誘導後の状態として、③、④のようにプロビジョナルクラウンで維持された歯肉断面模型を製作した。

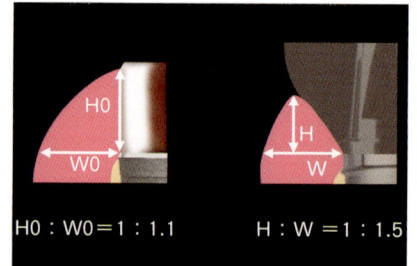

図2-1-3b　インプラント頬側縁上粘膜の高さと幅の平均の比率は、歯頚線誘導前は1:1.1、誘導後は1:1.5であった。

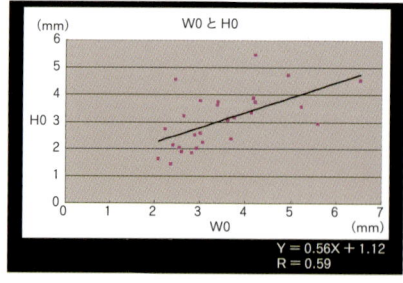

図2-1-3c　歯頚線誘導前のインプラント頬側縁上粘膜の高さ（H0）と幅（W0）の散布図と回帰直線。

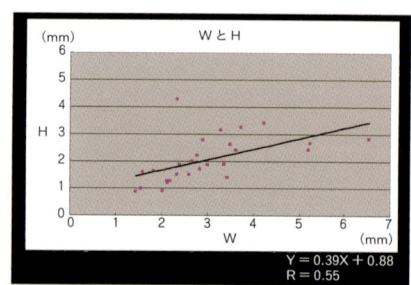

図2-1-3d　歯頚線誘導後のインプラント頬側縁上粘膜の高さ（H）と幅（W）の散布図と回帰直線。

ナルクラウン製作のための印象に印象用ポストを復位させ、また歯頚線誘導後の形態としてプロビジョナルクラウン装着時の印象採得を行い、その印象にプロビジョナルクラウンを復位させて、それぞれ歯肉模型材を注いで模型を製作し、頬舌的に切断してインプラント頬側縁上粘膜の高さと幅を計測した（図2-1-3a）。

インプラント頬側縁上粘膜の高さと幅の平均の比率は、歯頚線誘導前が1:1.1、歯頚線誘導後が1:1.5であった（図2-1-3b）。これらの比率の差が、プロビジョナルクラウンの圧迫の効果を示している。

歯頚線誘導前の状態は、プロビジョナルクラウンでの圧迫は加えていないため、生体の持つ本来の比率に近いと考えられる。歯頚線誘導後の状態は、プロビジョナルクラウンで誘導し最長で約半年程度の経過を追ったものであるが、野澤らの報告した長期安定例の高さと幅の比率1:1.5と一致しているので、比較的早期の段階からこの比率が達成されることになる。

また、両ステージの高さと幅には相関関係が認められたため、回帰直線を描いた（図2-1-3c、d）。両者の回帰直線の傾きと位置の差も、プロビジョナルクラウンによる圧迫の効果を示している。

ここで重要なのは、組織の高さを作るためには、幅を作る必要があるということである。

5　頬側歯頚部の自由度とは？

インプラント頬側歯頚線の審美的な結果を得るためには、頬側歯頚部の自由度の確保が重要になる。これは、同部のサブジンジバルカントゥアの付与と、上部構造製作のために必要である（図2-1-4a）。

この自由度は、咬合面観からは、歯頚線からインプラント頬側軸面までの距離として現れる（図2-1-4b）。また頬舌的断面においては、歯頚線とインプラント頬側上端部を結んだ線（buccal base line、以下BBL）とインプラントプラットフォームの延長線との角度（gingival angle、以下GA）によっても把握できる。

過去の症例を分析すると、BBLが、サブジンジバルカントゥア付与の基準となっていた。インプラントからの立ち上がりのサブジンジバルカントゥアは、BBLよりも上部構造側に凹面形態を示し、その後BBLに沿うか、それよりも凸面形態になるS字状のカーブを呈していた。その変曲点がインプラント側に近ければ、積極的に

2.1 審美領域へのインプラント埋入における注意点　埋入条件の理論と実際

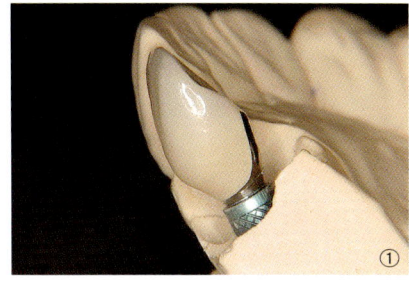
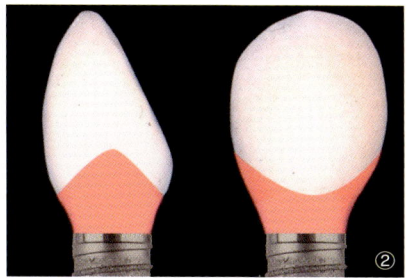
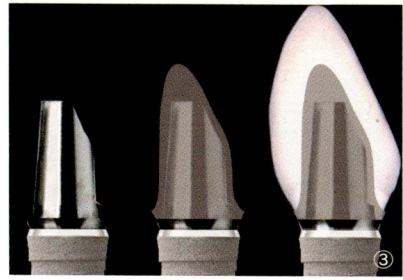

|図2-1-4a①|図2-1-4a②|図2-1-4a③| 図2-1-4a　審美的な結果を得るためには、サブジンジバルカントゥアの付与を行い、歯科技工的な自由度を確保しなくてはならない。インプラントは人工物であり、強度的に必要な最低限の厚みを確保しなければならない。また前装材料での色調再現のためにも厚みは必要である。

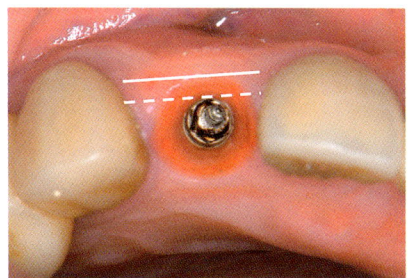

図2-1-4b　咬合面観からは、歯頸線からインプラント頬側軸面までの距離として、自由度が現れる。

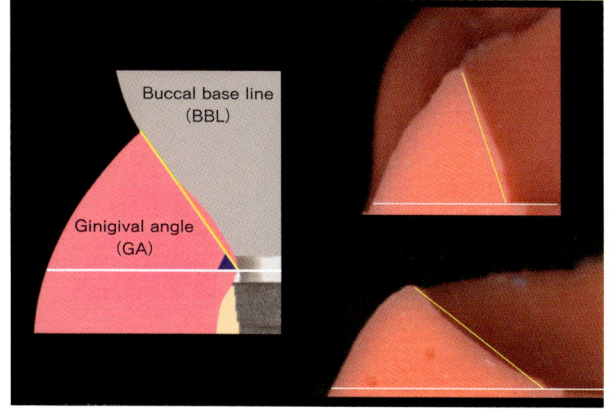

図2-1-4c　右上のようにGAが大きいと自由度が小さく、凹面から凸面への変局点は歯頸線寄りで、粘膜の高径を維持するようにBBLに沿ったサブジンジバルカントゥアの付与が必要である。また右下のようにGAが小さいと、自由度は大きくなり、BBLを超えて積極的に粘膜を圧迫するようなサブジンジバルカントゥアの付与が必要になる。

圧迫を加える形態になり、歯頸線側に近ければ、粘膜の高径を維持する形態となる。

　先の実験と同時にGAを計測したが、平均で58°となり、最大は75°であった。GAが90°に近い場合は、サブジンジバルカントゥアをストレートにしか立ち上げることができないため、歯頸線のコントロールは困難になる。そのためGAが大きければ、粘膜の高径を維持するためのサブジンジバルカントゥアの付与が必要になる。また逆に小さければ、積極的に圧迫を加えるサブジンジバルカントゥアの付与が必要になる（図2-1-4c）。

　歯頸線からインプラント頬側軸面までの距離を可及的にとり、さらにGAを小さくすることができれば、頬側歯頸部の自由度が十分に確保できることになる。

6　インプラント埋入条件の歯頸線の誘導への影響

　インプラントの埋入条件を考慮する際には、位置、方向（埋入軸）、深さの3つの因子に分けるべきである。

6-1　埋入位置

　インプラントは欠損補綴の一手段であり、歯冠形態の回復がもっとも重要であり、その歯の予測歯頸線で囲まれた範囲の中に、インプラントを埋入しなくてはならない。1つの指標として隣接残存歯歯根頬側を結んだ線を想定し、最低限その内側に、さらに頬側歯頸部の自由度を考慮した位置に、インプラントを埋入する必要がある。ほんのわずかな埋入位置の差が、歯頸線の位置に大きな影響を与える（図2-1-5）。

29

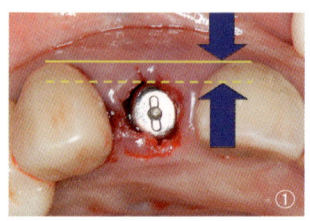 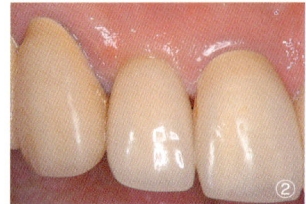 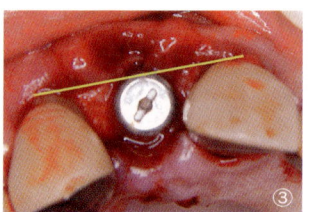 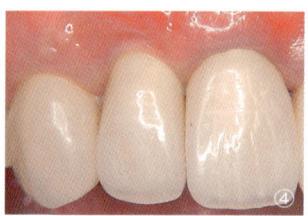

|図2-1-5①|図2-1-5②|図2-1-5③|図2-1-5④| 図2-1-5 同部位に抜歯後即時埋入を応用したが、ほんのわずかな埋入位置の差が、自由度の確保に影響を与え、結果的に歯頸線の位置に大きな影響を与える。③、④のように自由度がない場合は、ストレートなサブジンジバルカントゥアしか付与できないので、歯頸線は生体側によって決められてしまう。

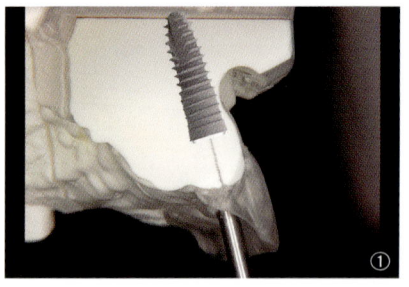 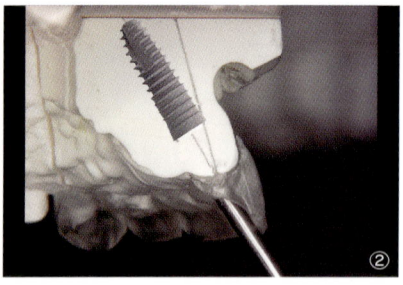 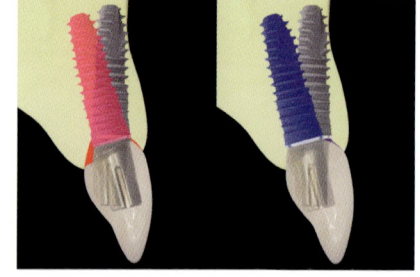

|図2-1-6a①|図2-1-6a②| 図2-1-6a 唇舌的断面模型上での診査でも、症例によって、歯軸と平行な埋入方向では上顎歯槽骨の唇側基底部の陥凹が強いため、同部の穿孔を生じてしまうことが予測できる。15°頬側に埋入方向を傾斜させることで、穿孔を回避できる場合が多い。

図2-1-6b 埋入方向を15°傾斜させる場合、左図のように埋入位置の変更をしないと、唇側歯頸部の自由度は確保できない。右図のように傾斜と同時に、やや口蓋側に埋入位置を変更する必要がある。

6-2 埋入方向

インプラントの埋入方向も、位置と同様に頬側歯頸部の自由度に大きな影響を与える。インプラントを傾斜させて埋入すると、頬側の歯頸線が根尖側に移動するとよく言われる。しかし、埋入方向の傾斜が悪いのでなく、それに伴う自由度の減少が原因である。

通常は、インプラント埋入部位の頬舌的断面模型上で診査している。臼歯部であれば、歯軸と平行な埋入方向が基本となる。

上顎前歯部においては、その歯冠唇側は歯頸部、中央部、切縁部の3面で構成されており、筆者は、その中央部を第2面目として、歯軸と仮定している。歯軸と平行の埋入方向では、インプラントの中心線は歯冠の切縁より口蓋側を通る。しかし同部では、上顎骨基底部の凹面形態が強い場合が多く、唇側基底部での裂開を生じる可能性が高いことが多い。歯軸と平行の埋入方向を15°頬側に傾斜させることで、その裂開を回避できるが、口蓋側のサブジンジバルカントゥアを考慮したうえで、埋入位置を可及的に口蓋側に移動させて頬側歯頸部の自由度を確保する必要がある。その2つの条件を満たした場合、インプラント中心線はほぼ歯冠切縁を通る（図2-1-6a、b）。

上顎前歯部の抜歯後即時埋入を想定し、CT(コンピュータ断層撮影)データ上でシミュレーションしてみても同様の結果を示す（図2-1-6c）。まず歯冠を隠して、骨の条件のみで埋入位置、方向を決定する。その後歯冠を表すと、インプラント中心線は、歯冠唇側面中央を通り、唇側歯頸部の自由度は確保されない（図2-1-6d）。このことから、最終的な歯冠のイメージがないと、埋入条件は決定できないことが示唆される。また、歯冠唇側の第2面目と平行な埋入方向では、唇側基底部での裂開が生じてしまうが、インプラント中心線は、歯冠切縁より口蓋側を通る。次いで、埋入方向をそれより15°頬側に傾斜させ、やや口蓋側に埋入位置を移動させると、唇側基底部での裂開は回避が可能で、インプラント中心線は歯冠切縁を通る（図2-1-6e）。

埋入方向は、唇側歯頸部の自由度の確保を考慮すれば、歯軸と平行が理想的である。傾斜させた場合はその自由度は減少するので、埋入位置の可及的な口蓋側への変更が併せて必要になる（図2-1-6f）。インプラント中心線が歯冠を通る位置が、埋入方向の目安になり、歯軸

2.1 審美領域へのインプラント埋入における注意点　埋入条件の理論と実際

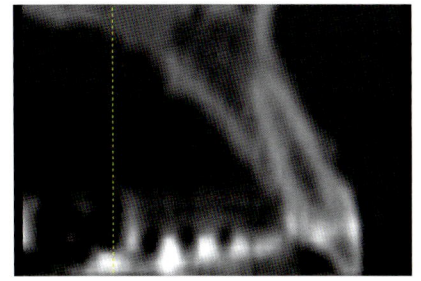

図2-1-6c　CTデータで、抜歯後即時埋入を想定してシミュレーションする。

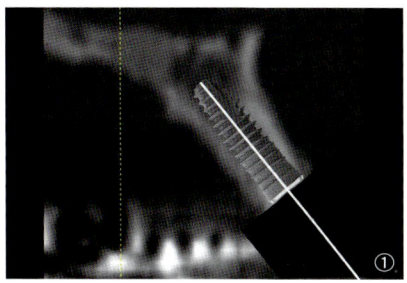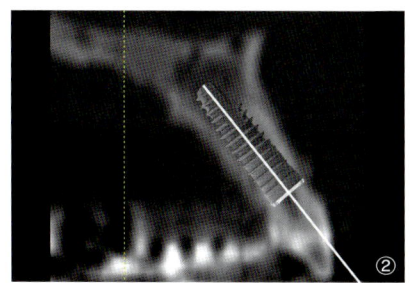

図2-1-6d①｜図2-1-6d②

図2-1-6d　歯冠を隠した状態で、もっとも良い埋入条件を想定する。歯冠が現れると、インプラント中心線は歯冠唇側中央部を通る。この状態では唇側歯頸部の自由度は確保できない。インプラント埋入条件の決定に際し、ファイナルイメージの重要性がわかる。

図2-1-6e①｜図2-1-6e②

図2-1-6e　①のように歯軸と平行として、歯冠の唇側部の第2面目と平行に埋入方向を設定すると、インプラント中心線は歯冠切縁より口蓋側を通り、唇側基底部の歯槽骨が穿孔してしまう。②のように15°頬側に傾斜させ、可及的に口蓋側に埋入位置を設定すると、インプラント中心線は歯冠切縁を通る。

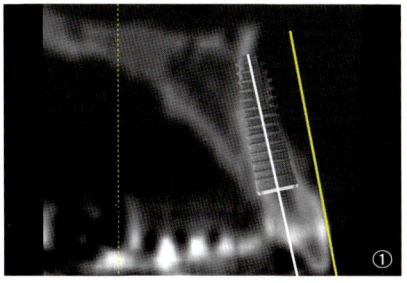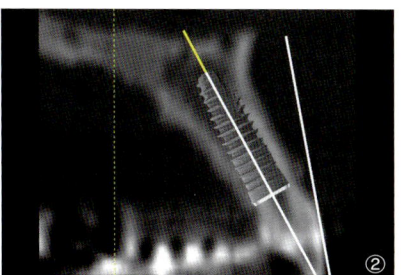

図2-1-6f①｜図2-1-6f②
図2-1-6f③｜図2-1-6f④

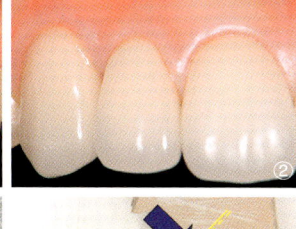
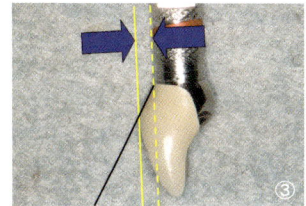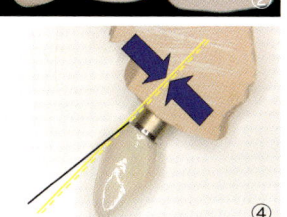

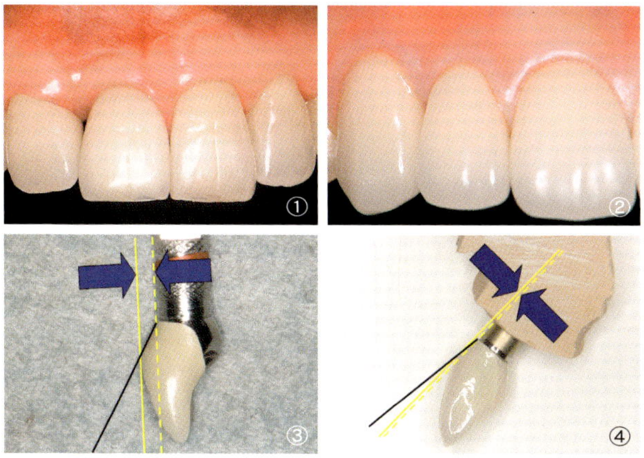

図2-1-6f　①、③が歯軸と平行の埋入（[1]部）、②、④が頬側に傾斜した埋入（[2]部）。埋入方向が頬側に傾斜すればするほど、唇側歯頸部の自由度の確保は、難しくなる。理想的には歯軸と平行の埋入が望ましい。

と平行では歯冠切縁より口蓋側、15°傾斜した場合は歯冠切縁となる。もしそれが歯冠唇側中央部の場合は、傾斜がつきすぎていて、唇側歯頸部の自由度が確保できず、歯頸線のコントロールが不可能な場合が多い。

6-3　埋入深さ

埋入深さは、歯頸線の位置に強い影響を及ぼす。単歯欠損修復の場合は、両隣在歯の歯周靭帯の影響により、埋入深さが深い場合でも歯頸線の位置は比較的維持される。しかし連続歯欠損修復の場合、埋入深さが深くなると、歯頸線の位置は根尖側に移動する傾向がある。その

ため、一般的には埋入深さは骨頂に合わせるというが、予測歯頸線をイメージして埋入深さを決めるべきである（図2-1-7a）。

過去の筆者の症例では、歯頸線誘導後のインプラントプラットフォームから、歯頸線最下底部までの距離は平均2mmであった。そのため、現在では予測歯頸線から2mm下方にインプラントプラットフォームを位置させるように埋入している。

予測歯頸線から2mm下方より上部に骨頂がある場合は、歯頸線の調和のために積極的に深めの埋入が必要になる（図2-1-7b）。また、予測歯頸線から2mmとほ

31

2章 インプラント埋入における注意点

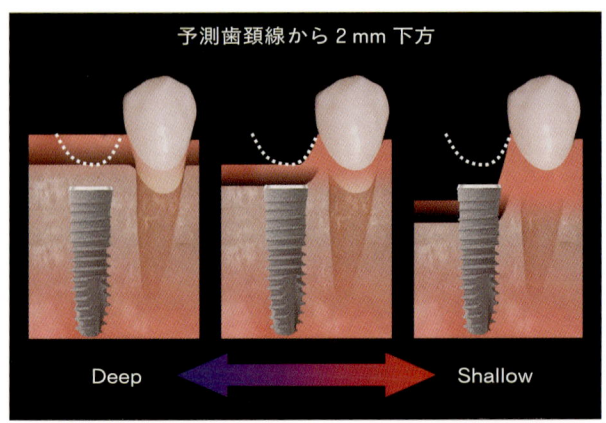

図2-1-7a インプラントの埋入深さは、画一的に歯槽骨頂に一致させるのではなく、予測歯頚線を基準に、骨頂のレベルに合わせて決定する。過去の症例より、予測歯頚線から2mm下方に、インプラントのプラットフォームを位置させるように埋入している。

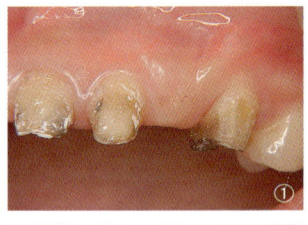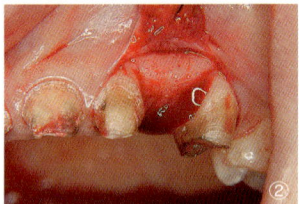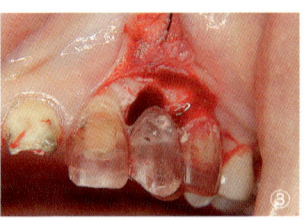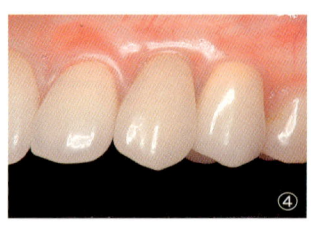

図2-1-7b 予測歯頚線の2mm下方よりも上部に歯槽骨頂がある場合は、積極的に深く埋入し、インプラント上端部周囲の骨に、スキャロップフォームを形成する。④に上部構造装着後3年後の状態を示す。

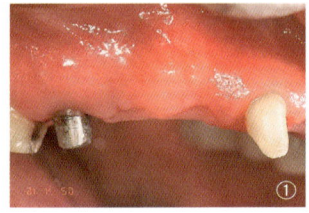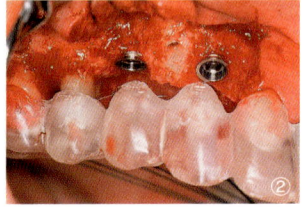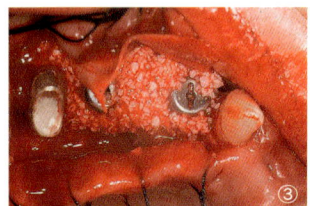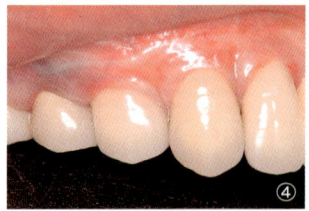

図2-1-7c 予測歯頚線より2mm下方に歯槽骨頂がある場合は、それにあわせた埋入深さとなるが、歯間乳頭の回復を期待する場合は、ティッシュマネージメントの併用が不可欠となる。④に上部構造装着後5年半後の状態を示す。

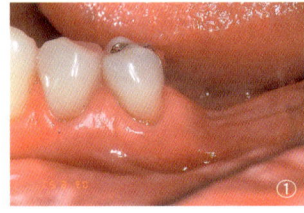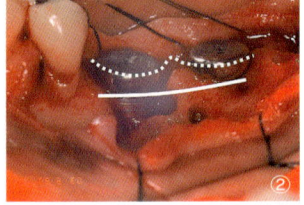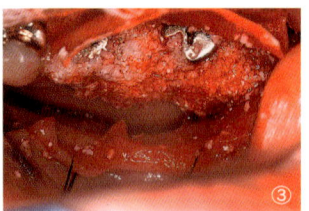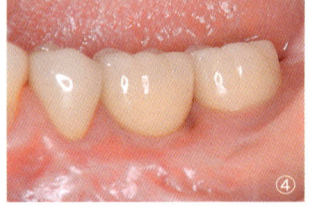

図2-1-7d 予測歯頚線より2mm以上下方に歯槽骨頂がある場合は、予測歯頚線から2mm下方にインプラントを埋入し、垂直的な骨造成を行うことにより、歯頚線の調和を得ることが可能となる。④に上部構造装着後6年後の状態を示す。

ぼ同じレベルに骨頂がある場合は、それにあわせた埋入となり、歯頚線の調和は達成できるが、特に連続歯欠損では審美性を確保するための硬組織、軟組織のティッシュマネージメントの併用が必要となる（図2-1-7c）。予測歯頚線から2mmより下方に骨頂がある場合は、歯頚線の調和をあきらめて骨頂にあわせて埋入するか、歯頚線の調和のために骨の高さを増大するティッシュマネージメントを併用し、予測歯頚線より2mm下方に埋入するかの、いずれかの選択になる（図2-1-7d）。

7　3 Lines Diagnosis System

先に述べたインプラント頬側縁上粘膜の計測の実験は、

2.1 審美領域へのインプラント埋入における注意点　埋入条件の理論と実際

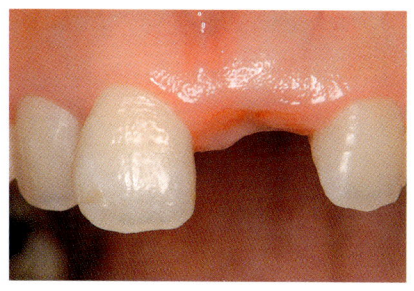

図2-1-8a　抜歯後ソケットプリザベーションを施行し、4ヵ月後の状態。組織のボリュームは保たれている。審美的な回復のためには、埋入条件の決定が重要になる。

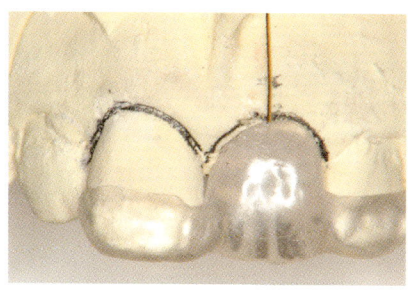

図2-1-8b　診断模型上で、ファイナルイメージを確立する。その時に、現状の顎堤の形態に合わせて、予測歯頚線を決定する。

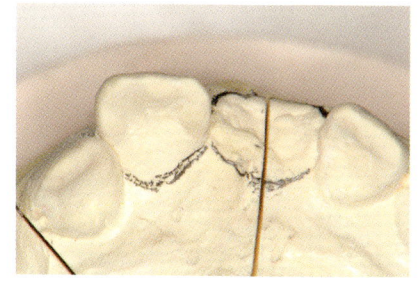

図2-1-9　予測歯頚線で囲まれたエリアの中に、最低限インプラントを埋入しなければ、ファイナルイメージの歯冠形態は再現できない。さらに、近遠心的に対称なサブジンジバルカントゥアを付与する場合は、そのエリアの近遠心的中央のライン上にインプラントの中心を位置させなくてはならない。そのラインに沿って模型を切断し、唇舌的断面上で、最終的な埋入条件を決定する。

インプラント周囲の頬側歯頚線の誘導に成功した症例を分析したものである。これを診断に応用すれば、審美的なインプラント修復を行うために必要なインプラント埋入条件が決定できるはずであり、さらに、ティッシュマネージメントの計画の決定にも有効な手段となる。この診断法を確立して以降は、審美的なインプラント修復の成功率は、確実に上昇している。

現状の顎堤形態において、隣在天然歯からの歯頚線の連続性の回復の可否をベースに考えていく。

7-1　ファイナルイメージの確立

診断模型上で、まずファイナルイメージを確立する。この時、対合関係だけでなく、現状の顎堤の形態にあわせて、頬舌側の予測歯頚線の位置を決定する。これにより顎堤の形態を把握し、不足しているものは何かを明確にする必要がある。この時点から歯科技工士との連携が始まり、歯科医師とともにファイナルイメージを共有して、ステップごとに治療を進めていくことが必要となる。ファイナルイメージが確立していないと、正確にインプラント埋入条件を決定することはできない（図2-1-8）。

7-2　診断模型の分割

診断模型に予測歯頚線をトレースすると、それによって囲まれたエリアがわかる。少なくともそのエリアの中にインプラントを埋入しないと、ファイナルイメージの歯冠形態は再現できない。

さらに近遠心的に対称なサブジンジバルカントゥアを付与したい場合は、そのエリアの近遠心的中央のライン上にインプラントを埋入しなくてはならない。そのラインに沿って模型を切断することで、頬舌的な断面が観察できるようになる。特に連続歯欠損症例では回復する歯冠形態のイメージを確立してから分割することが重要になる（図2-1-9）。

また、そのラインに沿ってボーンマッピングを行うと、骨形態の把握もある程度可能となる。

7-3　3つのラインの描記

診断模型を分割した頬舌的断面上でインプラントの埋入可能エリアを決定する。

まずインプラントの埋入方向を決定する。臼歯部であれば歯軸と平行でよいのだが、上顎前歯ならびに第一小臼歯部で上顎骨歯槽突起の基底部の陥凹が強く、同部の穿孔を生じる可能性がある場合は、15°頬側に埋入方向を傾斜させる。

筆者の実験では、歯頚線誘導後のインプラント頬側縁上粘膜の高さと幅の関係は、平均が高さ2mm、幅が3mmであった。インプラントの埋入深さは予測歯頚線から2mm下方を基準としているので、幅は最低3mm

33

2章　インプラント埋入における注意点

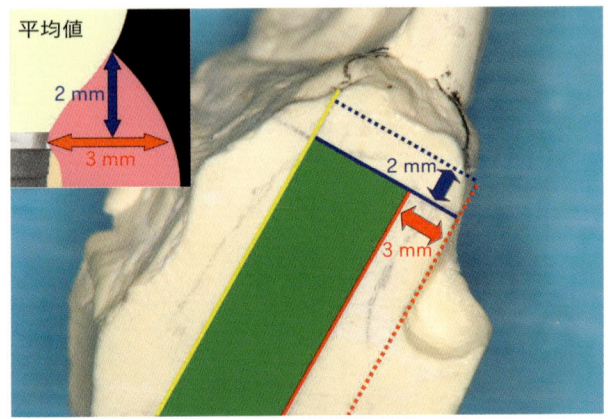

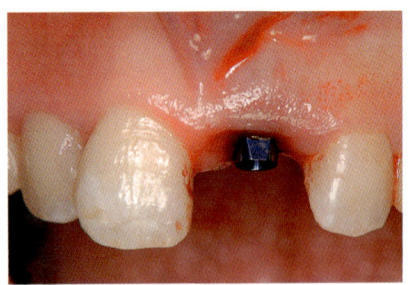 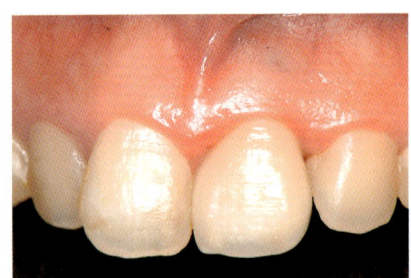

図2-1-10a　インプラント埋入方向を決定する。この場合は、歯軸よりも15°頬側に傾斜させた。その埋入方向を基準に3本の線を描く。1．埋入方向と平行に口蓋側の歯頸線を延長する（黄色の線）。2．唇側の予測歯頸線から2mm下方に、埋入方向と直角な線を描く（青色の線）。3．青色の線の、模型唇側断端から3mm内側に、埋入方向と平行な線を描く（赤の線）。この3つのラインに囲まれた範囲に、インプラントを埋入すれば、インプラント唇側縁上粘膜は高さ2mm、幅3mm以上の関係が達成されるため、予測歯頸線が口腔内で回復できる可能性が高くなる。

| 図2-1-10b | 図2-1-10c |

図2-1-10b　サージカルテンプレートで、埋入条件を口腔内にトランスファーする。この場合は、フラップレスの埋入手術を行った。2ヵ月後にプロビジョナルクラウンを装着して、歯頸線の誘導を行った。

図2-1-10c　最終的な上部構造装着から1年半後の状態。審美的な回復が達成されたが、埋入条件が重要なキーポイントとなっている。

必要になる。この関係をベースにラインを引いていく。

第一のラインとして、インプラントの埋入方向と平行に、舌口蓋側の予測歯頸線を延長する。これは、インプラントの舌口蓋側の埋入限界位置を示す。第二のラインとして、頬側の予測歯頸線から2mm下方に、インプラント埋入方向に対し直角にラインを引く。これはインプラントのプラットフォームの位置を示す。第三のラインとして、第二のラインの模型の頬側断端から3mm内側に、インプラント埋入方向と平行にラインを引く。これはインプラントの頬側の埋入限界位置を示す。この3つのラインで囲まれたエリアにインプラントを埋入すれば、模型上で決定した予測歯頸線を、口腔内で再現できる可能性が高い（図2-1-10a）。

また、このエリアの頬舌径が、埋入するインプラントの頬舌的に許容できる直径を示す。それが、予定しているインプラントの直径よりも大きい場合は、インプラントの埋入は可能と判断され、そのエリアの許容範囲の中で咬合関係等を総合的に判断し、最終的な埋入位置を決定する（図2-1-10b、c）。

7-4　ティッシュマネージメントの計画

筆者のベースは、頬側の組織量の幅を増大すれば、高さが確保できるという考え方である。プロビジョナルクラウンや上部構造のサブジンジバルカントゥアによって、圧力をかけて歯頸線を誘導するので、頬側の組織量の高さが確保されていれば、歯頸線は誘導しやすくなり、長期的な安定も期待できる。したがって、インプラント埋入が可能と判断された場合でも、頬側の組織量の幅の増大を目的とした、ティッシュマネージメントを考慮することが必要である。さらに十分な頬側の組織量が確保できると、歯頸線のみならず、歯間乳頭の回復にも有利に働く（図2-1-11a）。

顎堤の幅、高さが十分あれば、インプラントの埋入は容易であり、審美的な結果も得られやすい。しかしさまざまな状況があり、1ステージのアプローチ、すなわちインプラントの埋入と同時にすべての環境を整えようとすればするほど、難易度は上がる。まず顎堤の条件を変えてから、インプラントを埋入する2ステージのアプローチのほうが、安全で確実である。しかし、それらの

2.1 審美領域へのインプラント埋入における注意点　埋入条件の理論と実際

図2-1-11a①｜図2-1-11a②

図2-1-11a　頬側の組織量の増大は、歯頸線の誘導だけでなく、歯間乳頭の回復にとっても有利である。図は図2-1-1dの症例のプロビジョナルクラウン装着時（①）と、それから1ヵ月後の状態（②）である。十分な組織量の確保に成功したので、歯頸線だけでなくインプラント間の歯間乳頭のクリーピングを認めている。長期的な安定性は図2-1-1dを参照。

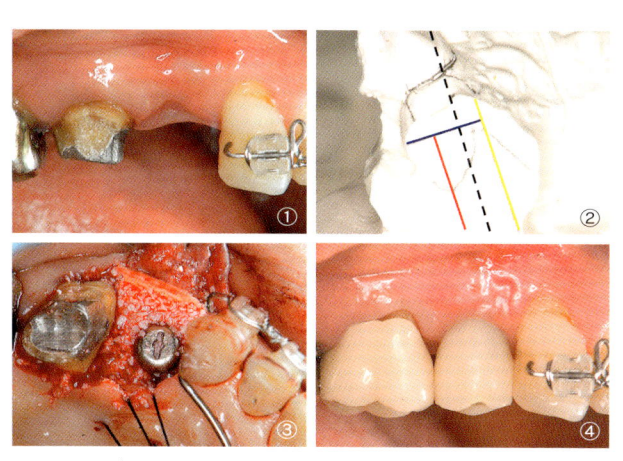

図2-1-11b①｜図2-1-11b②
図2-1-11b③｜図2-1-11b④

図2-1-11b　ボーンマッピングを行って、3本のラインを引くと、埋入時に初期固定が得られるかどうかの予測がしやすい。初期固定が確実に得られると判断した場合は、1ステージのアプローチを行う。

選択は画一的な基準で決められるものではなく、術者の技量によるところが大きい。

筆者の判断の基準は、初期固定が確実に得られるか否かが重要になる。必要な場合は、ボーンマッピングで骨形態をおおまかに把握し、3つのラインで囲まれたエリアの頬舌径が十分である場合は、インプラント埋入後に初期固定が得られると判断できる。その場合は、インプラント頬側上部の裂開が生じると考えられても、1ステージのアプローチを採用する（図2-1-11b）。しかし3つのラインで囲まれたエリアの頬舌的な幅が埋入予定インプラントよりも小さい場合は、2ステージのアプローチを採用することが多い（図2-1-11c、d）。

8　まとめ

インプラントの埋入条件はきわめて重要であり、ただ漠然とした範囲の中に埋入するのと、ピンポイントを狙って埋入するのでは、結果に大きな差が出てしまう。3 Lines Diagnosis Systemはアナログ的な方法だが、有

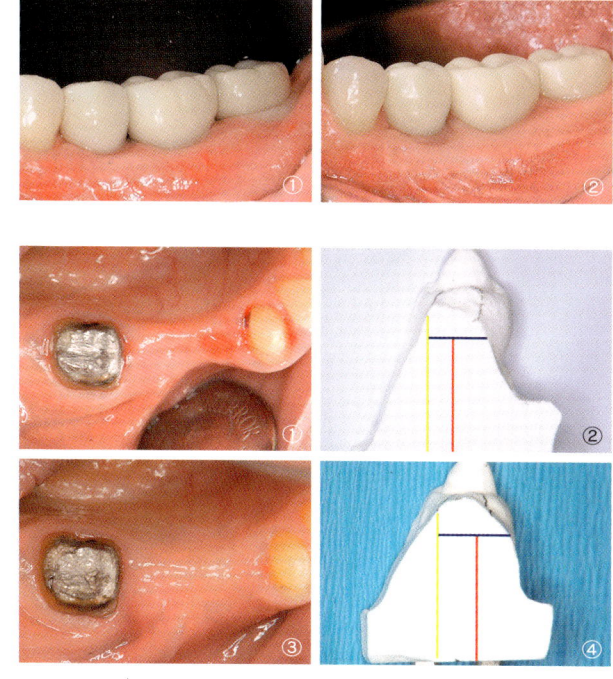

図2-1-11c①｜図2-1-11c②
図2-1-11c③｜図2-1-11c④

図2-1-11c　②、④に第一小臼歯部の頬舌的断面を示す。3本のラインで囲まれたエリアの頬舌径が埋入予定のインプラントの直径よりも小さい場合は2ステージのアプローチをとり、骨幅を増大した後にもう一度診断したほうが安全で確実である。

図2-1-11d　最終的な上部構造装着から1ヵ月後の状態。予測歯頸線を口腔内で回復することができた。

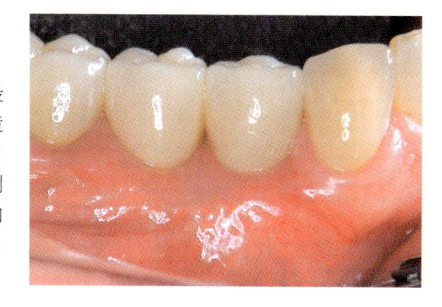

効な方法である。

基本的に手術はアナログであることを忘れてはならない。CTによる診断はきわめて有効だが、デジタルの情報を、いつ、どのような方法でアナログの情報に変換するかが大きな問題である。両者の連携がうまくとれるようになれば、さらに有効な手段となると考えている。

参考文献

1. 野澤　健，榎本紘昭，鶴巻春三，倉嶋敏明，杉山貴彦，渡邉文彦，伊藤公一．生物学的比率の概念に基づくインプラント周囲組織のマネージメント　長期的臨床データから導き出した予知性向上への提言．Quintessence DENT Implantol 2006；13（2）：11-28.
2. Nozawa T, Enomoto H, Tsurumaki S, Ito K. Biologic height-width ratio of the buccal supra-implant mucosa. Eur J Esthet Dent 2006；1（3）：208-214.

35

2.2 エマージェンスプロファイルを考慮したインプラント埋入位置決定

江藤隆徳
(Takanori Eto)

大阪歯科大学附属病院口腔インプラント科
教授
大阪歯科大学卒業
日本口腔インプラント学会理事、近畿・北陸
支部支部長、専門医

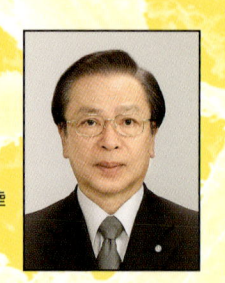

1 はじめに

　インプラントによる欠損補綴は、機能の回復とともに審美性の回復も重要な要素であり、しかもその機能および審美性が長期にわたり維持されなければならない。そのために上部構造を支持するインプラントは、期待する治療の成果が得られる適切な位置に埋入されなければならないが、骨の吸収程度およびその他の解剖学的形態や特徴も考慮する必要がある。

　審美性の面から、インプラント周囲粘膜と隣在歯の歯間乳頭をより天然歯の形態に類似させることは重要である。しかし、インプラントと天然歯では結合組織線維の方向と付着様式に違いがあり、歯頸部周囲組織の線維の走行状態が異なるため、インプラント周囲には天然歯同様の歯間乳頭は形成されない。しかし、インプラントシステムによってはさまざまな形態のヒーリングキャップを活用し、その圧痕により解剖学的形態に一致した乳頭様軟組織へと誘導することができる。

　インプラントでは天然歯にみられる付着歯肉がないので感染に対して弱く、特に臼歯部においては審美性より清掃性にも重点をおき、長期に安定した機能が維持できる配慮が必要である。PCR(plaque control record)値をできるだけ低く継続させるための口腔衛生指導が重要であるが、清掃しやすい上部構造の形態を患者に提供しなければならない。

2 アンキロスインプラントの特長

　アンキロスインプラントのインプラントとアバットメントは、強度にすぐれたセルフロック・テーパー接合でジョイントされるため、アバットメント径がインプラント径よりも大幅に小さいプラットフォームシフティング構造になっている。このため、インプラントを歯槽骨頂より深く埋入することでインプラント上面への骨形成が期待できる。二次手術での侵襲がきわめて少なく、術後の長期安定性を維持する皮質骨は保護される。また、ヒーリングキャップを用いることによりインプラント周囲軟組織が圧迫され、良好なエマージェンスプロファイルを構築できる(図2-2-1)。

　エマージェンスプロファイルは、埋入されたインプラントの上縁から遊離歯肉縁の範囲を示し、インプラントから直線または陥凹形態で歯肉縁へと移行する。特に審美性を求められる前歯部においては、周囲残存歯の歯頸線と調和したインプラント周囲粘膜組織と隣接部の歯間乳頭様軟組織の存在が必要で、天然歯の歯頸線に近い歯

2.2 エマージェンスプロファイルを考慮したインプラント埋入位置決定

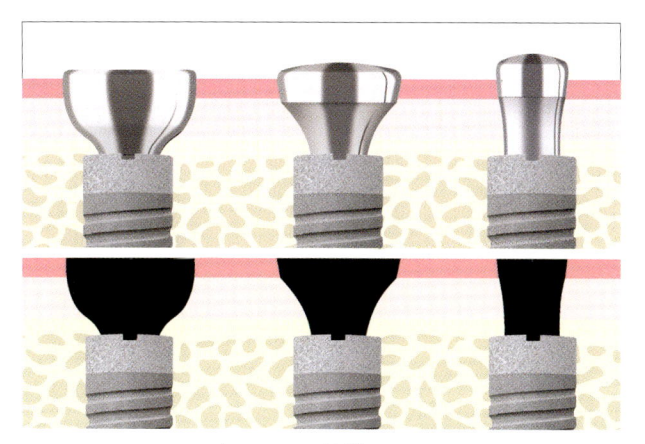

図2-2-1 インプラントに接続されたアンキロスヒーリングキャップ。上段左より：BAヒーリングキャップ-アンテリア、BAヒーリングキャップ-ポステリア、ヒーリングキャップ-コンパクト。下段：ヒーリングキャップがインプラント周囲軟組織を圧迫し、エマージェンスプロファイルが形成される（黒の部分）。

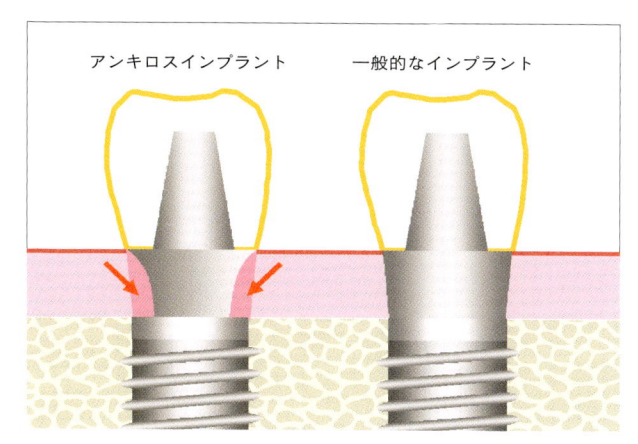

図2-2-2 アンキロスインプラントではアバットメント径がインプラント径より小さいプラットフォームシフティング構造のため、一般的なインプラントシステムと比較してインプラント周囲粘膜組織が厚い（矢印の濃いピンク領域）。その結果血流も増え、細菌に対する粘膜組織の抵抗力が高まる。

肉形態を回復させるためにエマージェンスプロファイルの形態が重視される。また、インプラント周囲粘膜組織が薄いと粘膜の退縮が起こりやすく、上部構造のマージンやインプラントそのものが露出したり、アバットメントの金属色が薄い粘膜を透過したりして審美的に影響を及ぼし、歯周外科手術が必要となる症例もある。しかし、アンキロスインプラントはプラットフォームシフティング構造のため、他のインプラントシステムと比べて周囲粘膜を厚く維持できる特長を有している（図2-2-2）。

3 インプラントの埋入位置

インプラントの埋入位置や方向は、術前の診断用ワックスアップやX線画像診査などにより決定するが、日本人においては骨量など解剖学的な制約により理想的な位置に埋入できることは少ない。

基本的には顎堤の水平的および垂直的な骨量が十分にあれば問題はないが、骨量が得られない場合、埋入位置の決定に際しては天然歯とインプラントの基本的な構造の違いに特に留意しなければならない。天然歯は歯槽骨と歯根膜を介しコラーゲン線維で結合し、歯頸部では内縁上皮で接している。一方、インプラントはオッセオインテグレーションし生体となじみが良いが、生体親和性にすぐれるとはいえ異物であることには変わりない。そ

のため、天然歯では上皮性付着と結合組織性付着による生物学的幅径が存在するが、インプラント周囲において確認される上皮組織と結合組織による一定の生物学的幅径においては、アバットメントとの付着は存在しない。その結果、インプラントでは二次手術後に生物学的幅径分の骨吸収が生じるとされている。

インプラントの埋入にはまず必要な骨量を得ることが重要であるが、歯を喪失すると歯槽骨が吸収し顎堤の幅が減少するため、インプラントの埋入位置が問題となる。例えば、天然歯が何らかの理由で抜歯され、その部位にインプラントによる補綴を行う場合、生物学的幅径確立に伴い骨吸収が生じるため、これをどのようにコントロールするかがポイントになる。アンキロスインプラントの場合は、プラットフォームシフティングによりインプラント上縁の骨吸収が生じにくい構造になっている。つまり、埋入後に二次的な変化を起こしにくいため、適正なインプラントの埋入位置が得られれば、その後に要求される上部構造の形態は予測しやすい。

インプラントの埋入方法には1回法と2回法のシステムがあるが、1回法のインプラント周囲組織の生物学的幅径と2回法との生物学的幅径が異なるため、埋入位置も異なる。また、基本的に違いはないが、各メーカーの形状によっても埋入位置が異なる。

37

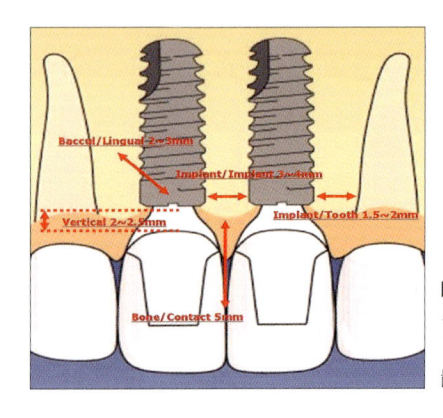

図2-2-3　アンキロスインプラントの基本的埋入位置関係。

アンキロスインプラントの基本的埋入位置関係について

アンキロスインプラントの基本的な埋入位置を図2-2-3に示す。

1）インプラント上縁が隣在歯のセメント-エナメル境より2～2.5mm深くなるよう埋入する。隣在歯のセメント-エナメル境と上部構造とアバットメントの接合部を一致させる。
2）インプラントの埋入深さは骨縁より0.5～1.5mm深くする。インプラントの上縁に骨が形成され長期に安定した維持が得られる。
3）隣接するインプラント間の水平距離を3～4mm離す。間隔が狭いと、インプラント間の骨に吸収が生じる。
4）インプラント上縁から唇側および口蓋側の骨幅を2～3mm確保する。
5）歯槽骨頂から上部構造の接触点までの垂直距離を5mmとする。上部構造製作時に重要である。

プラットフォームシフティングの幅が広くとられているアンキロスにおいては、上記の位置関係を遵守できない場合であっても、すぐれた結果を示している報告が多数存在する。しかし、より予知性の高い治療をめざすうえでは、やはりこの基本的原則に従うべきである。

天然歯-インプラント・インプラント-インプラント間の水平距離によるアンキロスインプラントの選択

①単歯欠損部にインプラントを埋入する場合

インプラントの上縁と隣在歯との間隔を1.5mm以上離す。例えば、直径3.5mmのインプラントを埋入する場合には、3.5＋1.5×2＝6.5mmのスペースが隣在歯間に必要で、6.5mm以上の間隔があれば直径3.5mmのインプラントを選択できる（インプラントの直径3.5mm、インプラントの上縁と隣在歯との間隔1.5mm）。

②複数歯欠損部にインプラントを埋入する場合

隣接するインプラントの上縁の間隔を3mm以上離す。例えば、中間2歯欠損の場合に直径3.5mmのインプラントを2本埋入する場合には、1.5＋3.5＋3.0＋3.5＋1.5＝13mm以上の間隔が隣在歯間に必要である（インプラントの上縁と隣在歯との間隔1.5mm、インプラントの直径3.5mm、インプラントの上縁と上縁との間隔3.0mm）。

基本的には以上のルールに従い埋入位置を決定するが、前歯部など審美的要素が高度に求められる場合は、さらに留意すべき点が多くなる。例えば、中切歯では近心部のカントゥアより遠心部のカントゥアのほうが大きいため、欠損部の近・遠心的中央より少し正中寄りに埋入すると上部構造の形態が審美的に回復しやすい。唇・口蓋的埋入位置は元あった歯根に沿うことが基本であるが、唇側皮質骨の厚みが薄いと唇側骨縁の吸収が生じるため、唇側骨の厚さを1mm以上残すように埋入する。埋入方向は歯根方向が好ましいが、初期固定を得るためにはインプラントの先端部を口蓋側方向に向け、口蓋側の皮質骨に固定を求める場合もある。しかし、口蓋側に傾斜させることによりインプラントの上面が唇側方向に向き、インプラント上縁と唇側骨縁および口蓋側骨縁に埋入深さによる段差ができやすくなる。

一方、歯根方向に沿った埋入において、顎堤の形態とインプラントの形状によっては唇側への裂開を生じることもある。そのため、事前の画像診断はパノラマX線写真だけでは不十分であり、CT画像により顎堤形態を三次元的に正確に把握することが重要である。

4　アンキロスインプラントの臨床例

以下に、上顎右側側切歯欠損部のアンキロスインプラントによる臨床例の概要を示す。上顎右側側切歯の欠損に対し、レジン製ポンティックが右側犬歯を支台とする

症例 2-2-1　上顎側切歯欠損症例

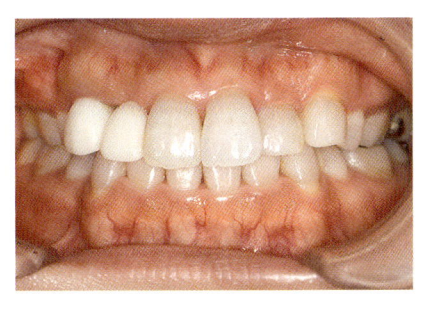

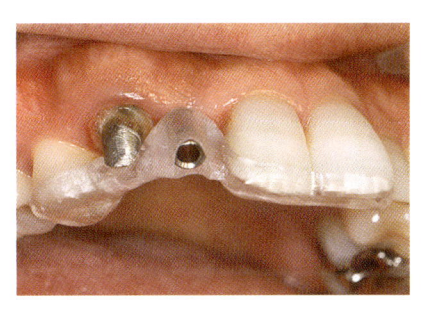

症例2-2-1a　初診時の口腔内写真（上顎右側側切歯が欠損）。

症例2-2-2b　上部構造の形態を想定した診断用ワックスアップから作製した診断用テンプレートの試適（インプラント埋入方向にチタン製スリーブが挿入されている）。

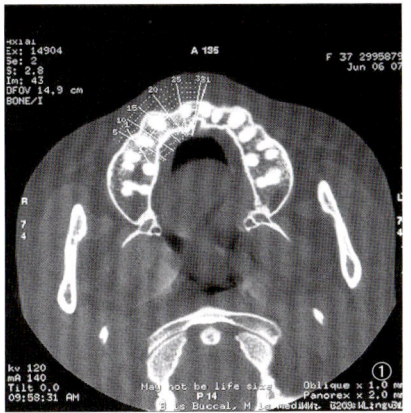

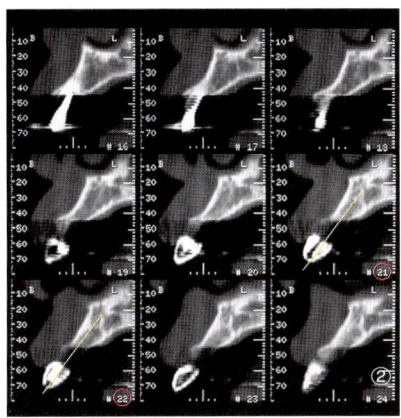

症例2-2-1c　①は軸位断CT画像。②のNo.16〜24に上顎右側側切歯部周囲の横断面CT画像を示す。診断用テンプレートを口腔内に装着してCT撮影し、埋入位置・方向を診査する。②のNo.21、22付近がインプラント埋入位置。診断用テンプレートに圧接したX線不透過材料による歯冠の輪郭とスリーブが確認できる。黄色のラインはインプラントの埋入方向を示す。

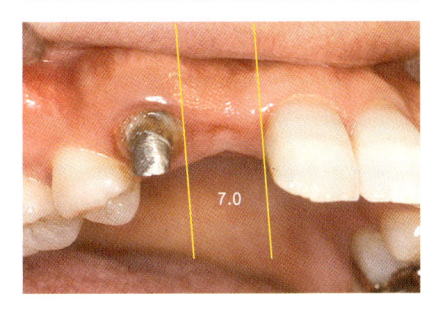

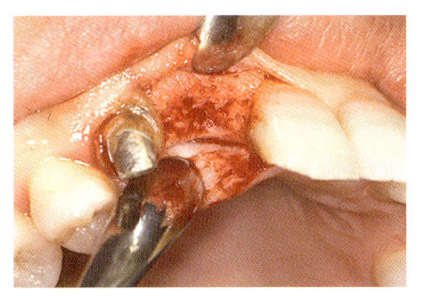

症例2-2-1d　埋入するインプラントを選択するために上顎右側中切歯遠心歯頚部と犬歯近心歯頚部の幅径を計測する。本症例の近遠心的幅径は7.0mmである。

症例2-2-1e　歯肉骨膜弁を剥離し歯槽骨を露出する。歯槽骨頂も平坦で良好な唇・口蓋側の骨幅を認める。

レジン製テンポラリークラウンに接着されていた（症例2-2-1a）。その後の処置として、近医にて右側犬歯と右側中切歯を支台とするブリッジとインプラントを説明されたところ、患者はインプラントによる治療法を選択したため、当科紹介となった。

1. 研究用模型にて上部構造の形態を想定して診断用ワックスアップを作製した。診断用ワックスアップを透明レジンに置き換え、CT撮影のための診断用テンプレートを作製した（症例2-2-1b）。インプラント埋入方向にチタン製スリーブを挿入、歯冠部の概形にX線不透過材料をコーティングし、CT撮影のための診断用テンプレートを作製した。

2. 診断用テンプレートを装着してCT撮影を行った。CT画像にX線不透過材料でコーティングされた歯冠の輪郭とスリーブが確認できる（症例2-2-1c）。顎骨形態に対してインプラント埋入方向が適正であるかを確認し、スリーブの位置および方向を修正後サージカルテンプレートとして一次手術時に使用する。

3. 埋入するインプラントを選択した。インプラントの直径を選択する場合、CT画像の唇・口蓋側皮質骨の内側を計測して参考にする。この症例では、右側中切歯歯頚部と犬歯歯頚部の近遠心的幅径が7.0mmであった（症例2-2-1d、e）。インプラントと両隣在歯の歯頚部から1.5mm以上離す必要から、7.0−1.5×2＝4.0mmで、直径3.5mm・長径11mm（A11）のアンキロスインプラントを選択した。

4. サージカルテンプレートを定位置に装着し、インプラント埋入窩を形成した（症例2-2-1f）。埋入位置

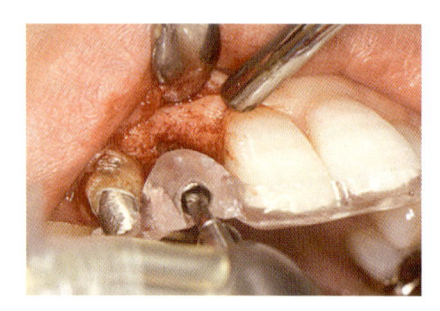

2章 インプラント埋入における注意点

症例2-2-1f　サージカルテンプレートを装着しスリーブに沿って埋入方向を設定する。

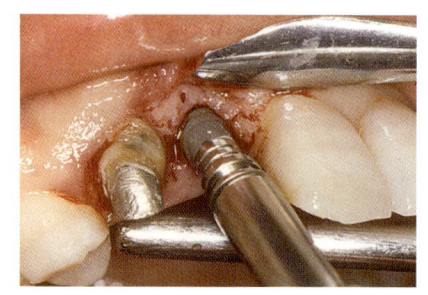

症例2-2-1g　形成されたインプラント埋入窩にインプラントを埋入する。直径3.5mmのインプラントが埋入されているが、唇・口蓋側の十分な骨幅が確認できる。

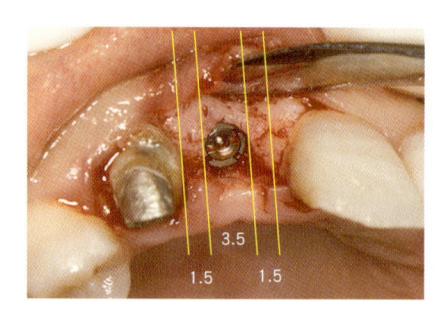

症例2-2-1h　アンキロスインプラントの埋入。インプラント周囲に十分な骨量を認める。インプラントと残存歯間を1.5mm以上離し、唇・口蓋側では唇側の骨幅を十分に確保する。サージカルテンプレートを使用したため、診断どおりの正しい位置に埋入できた。

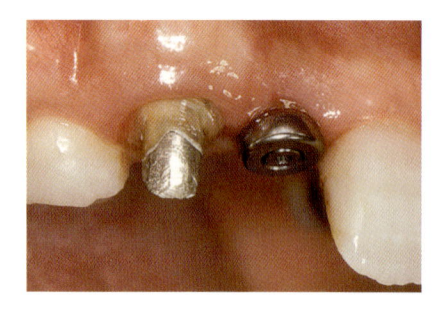

症例2-2-1i　二次手術を行いBAヒーリングキャップ-アンテリアを装着し、エマージェンスプロファイルの形成を期待する。アンキロスインプラントの二次手術は、大きく切開する他のインプラントシステムと比べて侵襲が少ない。

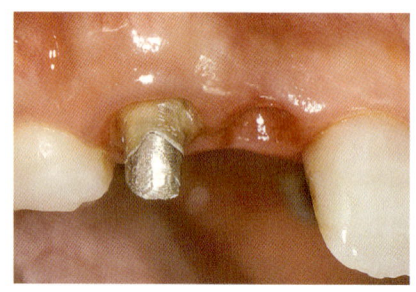

症例2-2-1j　BAヒーリングキャップ-アンテリアを除去すると、ヒーリングキャップの形状にエマージェンスプロファイルが形成されている。

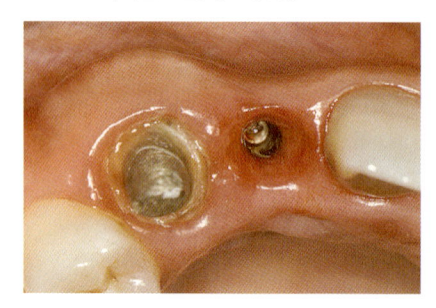

症例2-2-1k　ヒーリングキャップにより形成されたエマージェンスプロファイルの咬合面観。この時点ではエマージェンスプロファイルの上縁の位置が低く、隣接部の歯間乳頭様軟組織の形成が不十分である。

および方向はサージカルテンプレートのスリーブにより設定されており、ツイストドリルにて埋入方向と深度を決定した。サージカルテンプレートを用いることにより、インプラントを正確に安全な位置に埋入できる。

5．インプラント上部にインサーションツールを接続し、ラチェットインサートハンドルにてインプラントを歯槽骨頂より0.5mm深めに埋入した（症例2-2-1g、h）。インプラント埋入一次手術を終えた。

6．約6ヵ月の治癒期間後、二次手術を行った。埋入位置を確認し、カバースクリューが確認できる大きさ（約2～3mm）に切開を入れ、カバースクリューを除去後BAヒーリングキャップ-アンテリアを固定した（症例2-2-1i）。縫合は必要なく、出血もヒーリングキャップの周囲に滲む程度で二次手術を終えた。

7．粘膜治癒後にBAヒーリングキャップ-アンテリアを除去した。ヒーリングキャップの形状に周囲粘膜が治癒し、エマージェンスプロファイルが形成されている（症例2-2-1j、k）。プロビジョナルレストレーションを製作するため印象採得し、作業用模型を作製した（症例2-2-1l）。形成された軟組織の形状がガム模型に再現されている。この症例ではインプレッションコーピングを削合してテンポラリーアバットメントとし（症例2-2-1m）、より天然歯に類似したエマージェンスプロファイルの歯肉形態を獲得するためのプロビジョナルレストレーションを製作した（症例2-2-1n）。

8．インプラントにテンポラリーアバットメントを連結し（症例2-2-1o）、プロビジョナルレストレーションを装着した（症例2-2-1p）。プロビジョナルレストレーションの形態を調整し、エマージェンスプロファイルを可能なかぎり天然歯に類似させた。歯冠部とエマージェンスプロファイルの軟組織の安定を待った後、上部構造製作のための印象採得を行った。

9．インプラントアナログの周囲にガムシリコーンを注入し作業用模型を作製した（症例2-2-1q）。症例2-

2.2 エマージェンスプロファイルを考慮したインプラント埋入位置決定

症例2-2-1l プロビジョナルレストレーション製作のための作業用模型。BAヒーリングキャップ-アンテリアによりガム模型に形成されたエマージェンスプロファイルの形態がわかる。

症例2-2-1m 症例2-2-1lの作業用模型上で、インプレッションコーピングを削合してテンポラリーアバットメントを製作した。テンポラリーアバットメントのマージンを全周歯肉縁下に設定しプロビジョナルレストレーションを製作した。

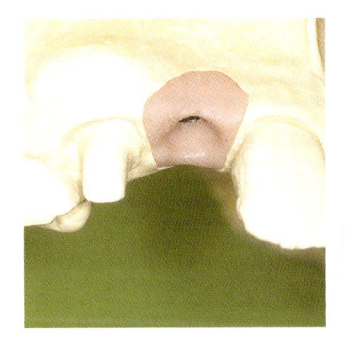

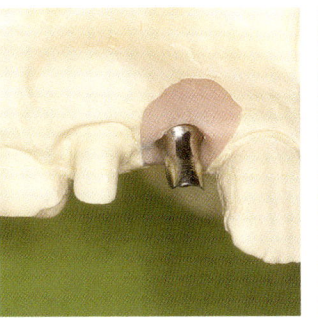

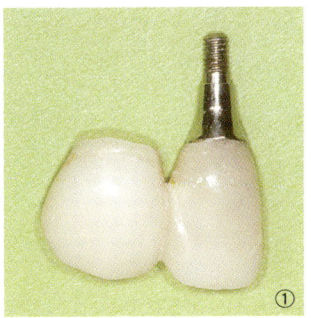

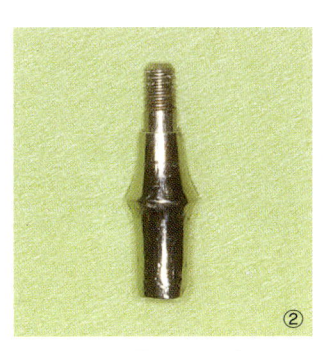

症例2-2-1n① 症例2-2-1n②

症例2-2-1n ①はテンポラリーアバットメントに適合するようにテンポラリークラウンを修正して製作したプロビジョナルレストレーション。②はインプレッションコーピングを削合して製作したテンポラリーアバットメント。

症例2-2-1o 症例2-2-1p

症例2-2-1o BAヒーリングキャップ-アンテリアを除去しインプレッションコーピングを削合して製作したテンポラリーアバットメントを、インプラントに連結した。

症例2-2-1p プロビジョナルレストレーション装着後の粘膜の状態を示す。

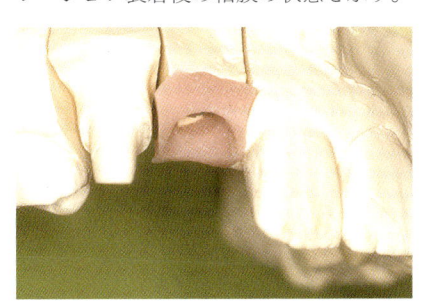

症例2-2-1q 上部構造製作のための作業用模型。エマージェンスプロファイルの上縁がシャープになり両隣接部の歯間乳頭様軟組織の形成を認める。

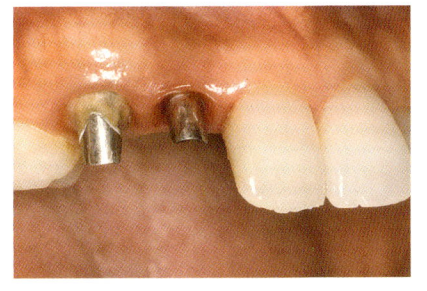

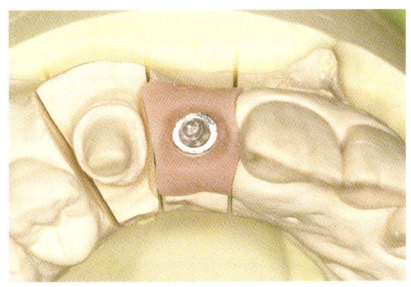

症例2-2-1r 作業用模型の咬合面観。インプラント上縁からのエマージェンスプロファイルが形成され、歯肉組織と調和したインプラント周囲軟組織の豊隆が獲得されている。

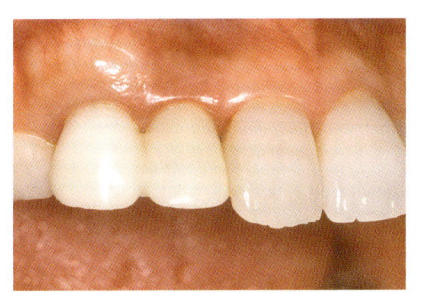

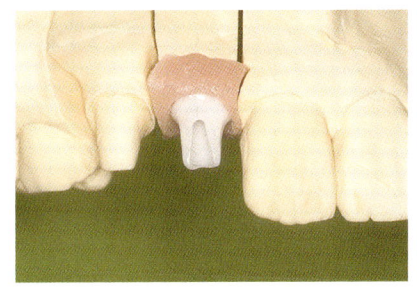

症例2-2-1s 作業用模型上でカスタマイズされたCEアバットメント-アンテリア。

2-1lのガム模型と比較して、プロビジョナルレストレーションによりエマージェンスプロファイルの上縁がシャープになり隣接部の乳頭様軟組織の形成が認められ、歯肉組織と調和したインプラント周囲軟組織の豊隆が獲得されたことが確認できる（症例2-2-1r）。

10. 作業用模型上でカスタマイズされたCEアバットメント-アンテリア（症例2-2-1s）。

アバットメントは粘膜貫通部の軟組織と接触する部分であるため生体親和性にすぐれ、特にマージン部歯肉の薄い前歯症例では、材料の色が透過しても審美的に影響を及ぼさない材料を選択する必要がある。

理想的な上部構造のクラウンマージンの位置は、唇側は審美性を、口蓋側は余剰セメント除去の容易さを優先し、唇側では歯肉縁下0.5mm、口蓋側では歯肉縁と同じ高さかわずかに縁下に設定する。余剰セメントを完全に除去できるようにするため、歯肉縁下0.5〜1.0mm以上深く設定してはならない。アバットメントのマージン縁下に入ったセメントは目視できないため、除去が困難である。

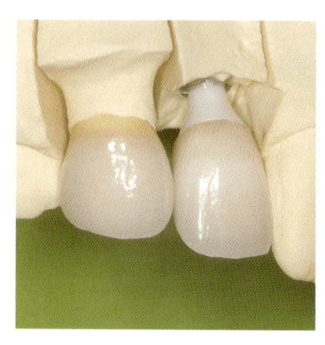

症例2-2-1t 完成した上部構造の唇側面観。上顎右側側切歯部のCEアバットメント-アンテリア上に完成した上部構造（オールセラミッククラウン）と上顎右側犬歯のオールセラミッククラウン。

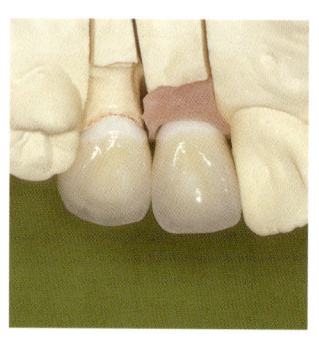

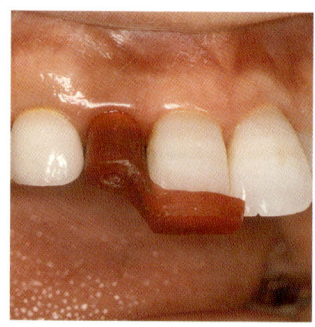

症例2-2-1u 完成した上部構造の口蓋側面観。

症例2-2-1v ポジショニングガイドを使用してCEアバットメントを定位置に固定する。同時に右側犬歯のオールセラミッククラウンの試適を行った。

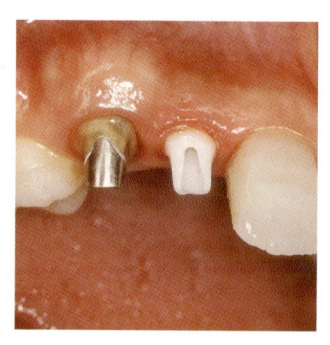

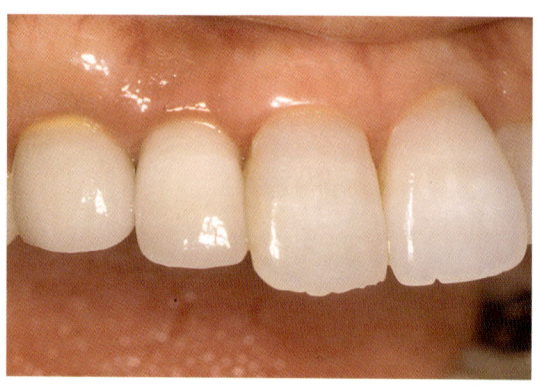

症例2-2-1w 口腔内に装着したCEアバットメント。

症例2-2-1x 上部構造の装着。上顎右側側切歯に装着した上部構造（オールセラミッククラウン）。右側犬歯のオールセラミッククラウンはレジン系セメントで合着した（技工：大阪歯科大学附属病院歯科技工部　東　宗秀）。

症例2-2-1y 上部構造装着後のデンタルX線写真。

また、接合部が歯肉縁下にあるとわずかな隙間がインプラント周囲軟組織の炎症を起こす原因になりやすい。

11. ジルコニアコーピングに陶材を築盛し歯冠形態を整える。上部構造の製作には審美性も重要であるが、清掃性の確保にも注意を要する（症例2-2-1t、u）。

　上部構造のアバットメントとの適合状態をあらかじめ作業用模型上で確認できるため、口腔内での適合状態が予測できる。作業用模型上で適合不良だと口腔内で良好な適合はありえないので再製となる。

12. CEアバットメントを作業用模型から口腔内へトランスファーする。ポジショニングガイドを口腔内の定位置に固定し（症例2-2-1v）、インプラントにCEアバットメントをスクリューで連結する（症例2-2-1w）。

13. 上部構造を試適し適合状態を診査する。まず隣接面の接触状態を診査する。接触がきついと上部構造がアバットメントのマージンと適合せず間隙ができるため、デンタルX線写真での確認が必要である。インプラントはオッセオインテグレーションしており、天然歯にみられる歯根膜による生理的動揺がないため慎重な調整が必要である。隣接面の調整だけでなく咬合接触状態の調整も、天然歯の調整より高度なテクニックを要する。

　上部構造の内面マージン部に少量の仮着用セメントを塗布し装着する。余剰セメントは完全に除去することが重要で、セメントをマージン縁下に残さないように注意を払う。装着したオールセラミッククラウン（症例2-2-1x）と上部構造装着後のデンタルX線写真（症例2-2-1y）を示す。

5　まとめ

　アンキロスインプラントはプラットフォームシフティング構造のため、他のメーカーのインプラントシステムと比較してインプラント周囲の軟組織の幅が厚い。そのため、二次手術時のヒーリングキャップにより理想的なエマージェンスプロファイルが得られやすく、歯周外科手術を行わなくても審美性を考慮した修復が可能である。

③ インプラントのための骨造成

□ □ *3* □ □ □

伊藤太一[1]、矢島安朝[2]
(東京歯科大学口腔インプラント学講座　[1]講師、[2]主任教授)

井汲憲治
(群馬県開業)

3.1 GBRを中心とした骨造成法

伊藤太一
(Taichi Ito)
東京歯科大学口腔インプラント学講座　講師
東京歯科大学卒業
日本歯周病学会歯周病指導医・専門医

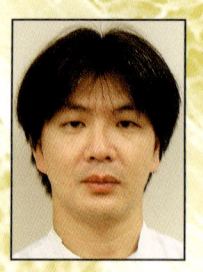

矢島安朝
(Yasutomo Yajima)
東京歯科大学口腔インプラント学講座
主任教授
東京歯科大学卒業
日本口腔外科学会指導医・認定医
日本口腔インプラント学会指導医・専門医
日本顎顔面インプラント学会指導医

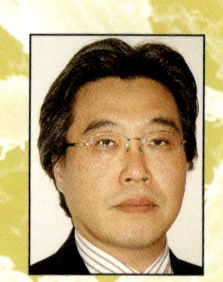

1　東京歯科大学学会インプラントコンセンサス

　現在、インプラント治療は歯科臨床において欠損補綴治療の一選択肢として認識され、目覚ましい進歩を遂げている。インプラントの性能や治療技術の進化に伴い、患者の審美的要求が高まり、その目的を達成するためにインプラントの埋入を、より理想的な位置に求めるトップダウントリートメントが主流になってきている。補綴学的に理想的な位置に埋入するには骨量不足の症例も数多く、いまや骨造成法はインプラント治療において必要不可欠な技術となっている。しかし、骨造成法を行った後、新しく造り上げた骨の予後について疑問を投げかける結果が報告されている。2007年度版東京歯科大学学会インプラントコンセンサス[1]では、表3-1-1のように骨造成法の目的から長期的に骨量を維持することを外しており、審美性の改善を目的とした骨造成法の長期的な予後にも疑問を提示している。骨造成法の目的は、インプラント埋入時に既存骨だけではリスクの高い症例に対して、そのリスクを軽減するためだけのものであると提案している。

2　骨移植の基礎

　骨移植が成功するためには、移植骨の周囲で新生骨が早期にかつ確実に形成されなければならない。骨造成の場では骨形成の促進が最重要課題となり、「骨形成細胞の供給」と「血管網の再形成」の2つが骨形成の促進に大きな役割を果たす。自家骨移植が骨造成のゴールドスタンダードであると言われている理由は、その他の移植材料（同種他家骨、骨補填材）と比べ、この2つの条件が揃っているためである。

　骨移植後の骨形成細胞の供給源には2つのケースがある。母床から骨形成細胞が移植材料内部に侵入し新生骨を形成するケースと移植材料中に生きた骨形成細胞があり、移植された場所でこの細胞が新生骨を形成するケースである。母床側と移植側の両方から骨形成細胞が供給されれば、早期に確実な骨形成が期待できる。人工材料には骨形成細胞が存在しないため、母床側からの細胞供給のみであり、骨形成細胞の増殖を促す方法として骨形成因子の併用などがとられている。さらに、骨形成細胞が活発に新生骨を形成するためには、移植骨への血行の再開が必要である。移植骨中への毛細血管の侵入（血管再形成）が必要不可欠であり、これが骨形成細胞の増殖と新生骨の形成を促進させる重要な役割を果たしている。

表3-1-1 2007年度版東京歯科大学学会インプラントコンセンサス インプラント治療における骨造成の考え方[1]

- 骨造成法の目的は、インプラント埋入手術時に、既存骨だけではリスクの高い症例に対して、リスクを軽減するためのものであり、長期的に骨量を維持することを目的にしたものではない。したがって、審美性の改善を目的とした骨造成法の長期的な予後には疑問が残る。

- インプラント前手術として行われる骨移植において、移植された骨は経時的に減少する。この骨吸収は、移植後から開始され、同部にインプラント治療を施した後の咬合力の機能下においても継続する。

表3-1-2 歯槽堤部骨造成法でもっとも成功する方法は?[2]

- GBR：移植材料と非吸収性遮蔽膜の併用による方法は、局所的な骨欠損の修復に効果的な方法である。吸収性膜に関してはコンセンサスなし。

- オンレー/ベニアグラフト：自家骨の使用では良好な結果が出ているが、治療のコンセンサスを支持するには不十分である。大きな骨欠損に関してはコンセンサスなし。

- 仮骨延長術：研究の数は限られているが、効果的であることを示唆するエビデンスが得られている。

- その他(血管柄付骨移植、スプリットクレスト等)：データが不十分でいかなる結論も導き出せない。

3　GBRはすぐれた骨造成法？

Academy of Osseointegration(AO)のコンセンサスレポートでは「インプラントの埋入に十分な骨支持を獲得するためにもっとも成功する骨造成法は何か？」というクリニカルクエスチョンを立て、これに対して信頼性の高い論文を絞り込み選択し、メタアナリシスを行っている(表3-1-2)[2]。骨造成法は解剖学的な部位により、上顎洞と歯槽堤に分け検討を行っている。歯槽堤における骨造成法において、GBRによって造られた歯槽骨部へ埋入したインプラントの長期的予後は良好であるが、その他の方法(インレーグラフト、オンレーグラフト、仮骨延長術、スプリットクレスト等)により形成された歯槽骨部での長期予後は、コンセンサスが得られていないと報告されている。すなわち、歯槽堤部骨造成法では、GBRだけがインプラントの高い存続率を示す方法であり、その他の骨造成法や使用材料については、現在のところコンセンサスが得られていないと考えられる。

4　GBR

GBR(Guided Bone Regeneration)とは、インプラント臨床において幅広く用いられている骨造成法の1つである。その理論とは、骨欠損部に対し膜などの構造物をバリアとして用い骨組織以外の組織侵入を遮断しながら、骨組織の再生スペースを確保(スペースメイキング)することにより、骨組織の再生を図る方法である。

膜を用いた骨再生は、1958年にミリポアフィルターを遮蔽膜として用い、骨組織の再生誘導を行った整形外科学分野の研究がHurleyら[3]によって最初に報告された。歯科領域においては、Karring[4]、Nyman[5]らにより遮蔽膜を用いた歯周組織再生の研究が報告され、GTR(Guided Tissue Regeneration)の原理が確立された。GTRは基礎実験も十分に行われ、数多くの臨床研究や症例報告で良好な結果が得られている[6,7]。1988年にDahlinら[8]によりGTRの原理を応用し、歯槽骨再生の手段として骨再生のみを目的とした膜を用いたGBRが開発された。1989年にはインプラント埋入に伴う骨欠損に対するGBRが初めて報告され、その後にすぐれた臨床成績が数多く発表された[9~11]。現在では、インプラント治療における骨造成法としてたいへん有効であることが証明されている。

GBRは当初、遮蔽膜としてGTR用の非吸収性膜であるGore-Tex Periodontal Material(GTPM)が用いられていたが、GBR専用の遮蔽膜としてGore-Tex Augmentation Material(以下GTAM)が開発され、現在ではこのGTAMが主に使用されている。これらの遮蔽膜の素材はポリテトラフルオロエチレンをシート状に加工したe-PTFE(expanded-PTFE)である。その他に、吸収性膜としてコラーゲン膜であるコーケンティッシュガイドやポ

3章 インプラントのための骨造成

表3-1-3 膜の種類

《非吸収性膜》
- e-PTFE膜
  - Gore-Tex Periodontal Material (GTPM)
  - Gore-Tex Periodontal Material — Titanium Re-inforced (TR)
  - Gore-Tex Augmentation Material (GTAM)
- チタン膜
  - FRIOS ボーンシールド

《吸収性膜》
- コラーゲン膜
  - コーケンティッシュガイド
- ポリ乳酸膜
  - ジーシーメンブレン

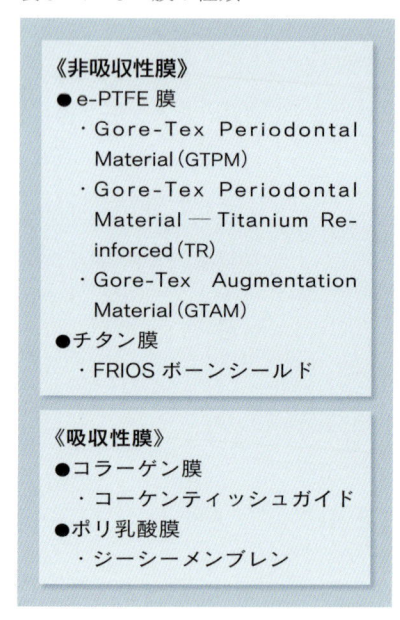

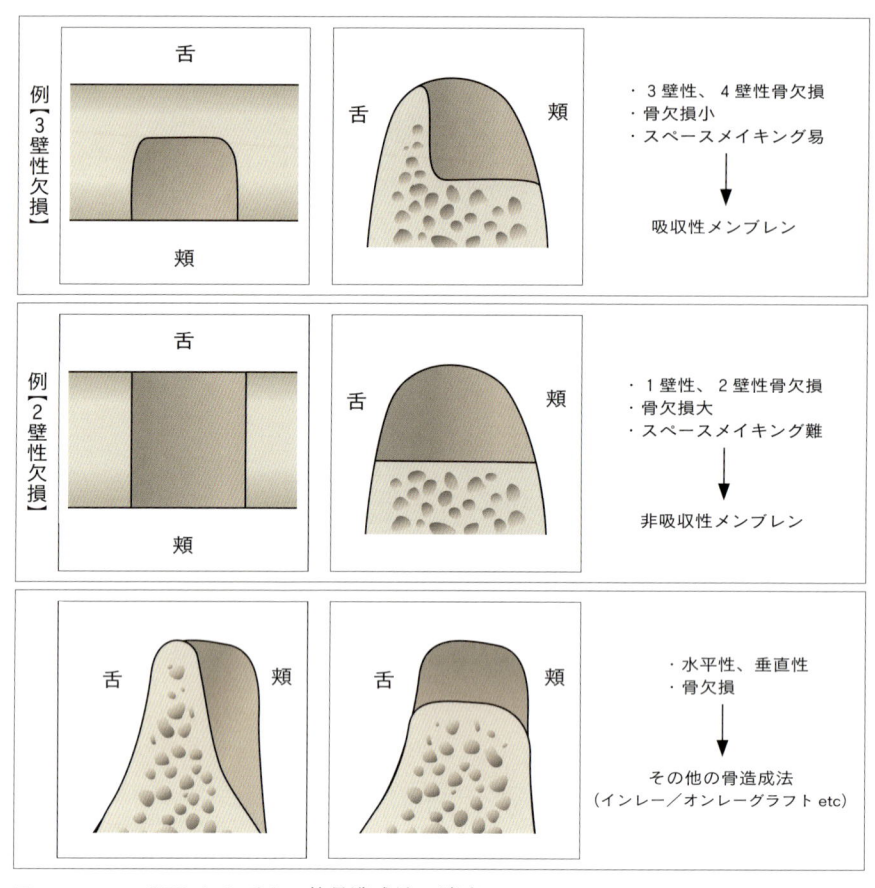

例【3壁性欠損】	舌/頬	舌/頬	・3壁性、4壁性骨欠損 ・骨欠損小 ・スペースメイキング易 ↓ 吸収性メンブレン
例【2壁性欠損】	舌/頬	舌/頬	・1壁性、2壁性骨欠損 ・骨欠損大 ・スペースメイキング難 ↓ 非吸収性メンブレン
	舌/頬	舌/頬	・水平性、垂直性 ・骨欠損 ↓ その他の骨造成法 （インレー／オンレーグラフト etc）

図3-1-1 GBRおよびその他骨造成法の適応。

表3-1-4 骨補填材の種類

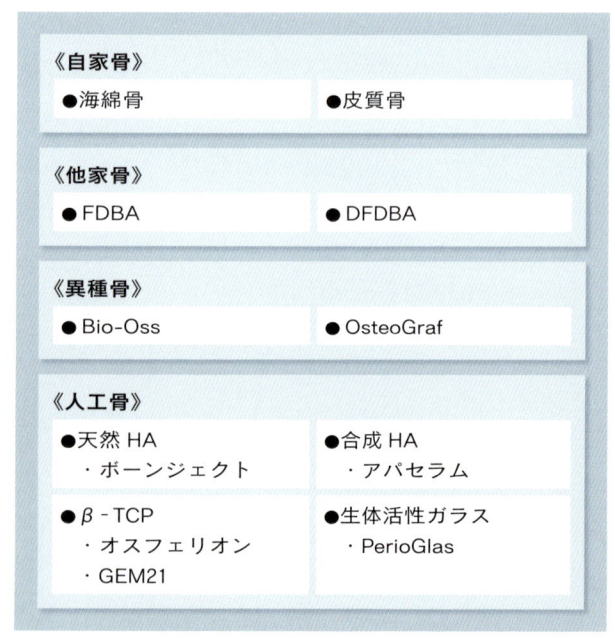

《自家骨》
- 海綿骨
- 皮質骨

《他家骨》
- FDBA
- DFDBA

《異種骨》
- Bio-Oss
- OsteoGraf

《人工骨》
- 天然HA
  - ボーンジェクト
- 合成HA
  - アパセラム
- β-TCP
  - オスフェリオン
  - GEM21
- 生体活性ガラス
  - PerioGlas

リ乳酸膜であるジーシーメンブレンなどが使用されている（表3-1-3）。非吸収性膜と吸収性膜の使い分けはそれぞれの利点・欠点を理解して行うべきである。骨欠損が1壁性、2壁性のように大きい場合は非吸収性膜が適応であり、3壁性、4壁性と骨欠損が小さく、周囲が骨壁に囲まれスペースメイキングが容易な場合には吸収性膜（1回法）が適応となる（図3-1-1）。また、前歯部のような審美領域の場合には、歯肉への侵襲をできるだけ抑えるため、膜の除去手術を必要としない吸収性膜を用いることが多い。GBRは膜直下のスペースが骨再生の場として重要であり、骨再生量を獲得するには十分なスペースを確保することが必要と考えられている。しかし、膜の単独応用だけでは膜の陥没や変形が起こり、十分な骨再生量が獲得できずに失敗する可能性が高くなる。この問題に対し、チタン強化膜（Titanium-Reinforced GTAM：TRメンブレン）の使用やチタンメッシュおよびチタンスクリューなどを用いて膜の物理的な補強を行うといった方法の有効性が報告されている。また、膜の下の骨再生を期待する空間に、スペースメイキング材として骨補填材を併用することも有効な方法である。

骨補填材には自家骨、他家骨、異種骨、人工骨と主に

3.1 GBRを中心とした骨造成法

症例 3-1-1　上顎前歯部（審美領域）におけるGBR症例①

症例3-1-1a｜症例3-1-1b

症例3-1-1a、b　抜歯後口腔内写真とCT画像。CT画像上で上顎右側中切歯部の唇側において骨欠損（矢印）が確認される。

症例3-1-1c｜症例3-1-1d
症例3-1-1e｜症例3-1-1f

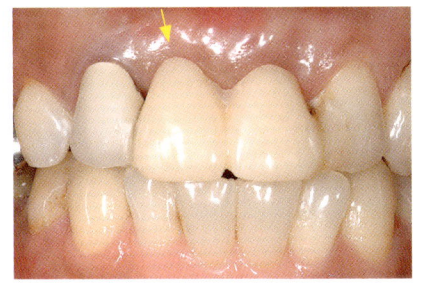

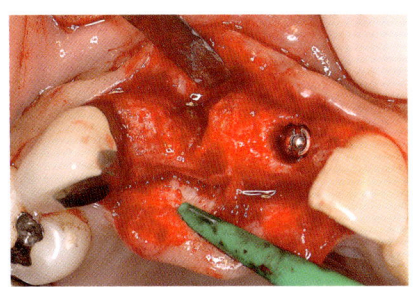

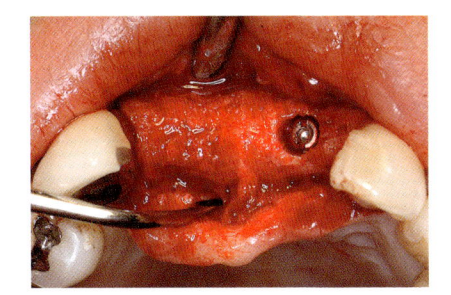

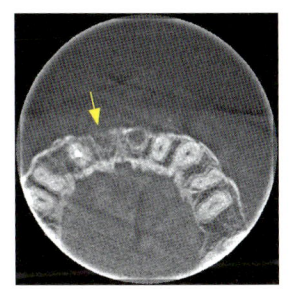

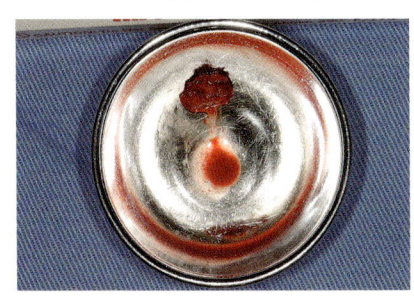

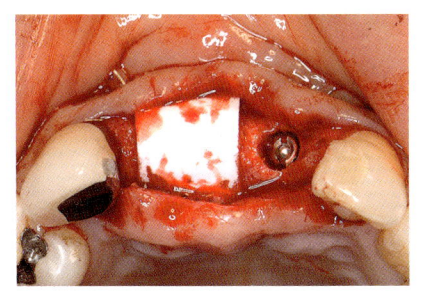

症例3-1-1c〜f　上顎右側中切歯部の唇側における骨欠損は大きく、同部のインプラント埋入は断念した。周囲から骨を採取し、欠損部に移植、吸収性膜（ジーシーメンブレン）を用いたGBRを行った。

4つのカテゴリーに分類されるが、安全性や確実性といった概念から自家骨がもっともすぐれたスペーサーとしての補填材であることが立証されている（表3-1-4）[12]。しかし自家骨は口腔内から採取できる量に限界があり、場合によっては異なる部位からの骨採取が必要（術野が2ヵ所になる）という欠点がある。その他の骨補填材に関しては臨床上問題なく使用されているようだが、日本では厚生労働省未承認の材料がほとんどである。現状では自家骨による移植の量がスペースに満たない場合に、人工骨と併用して量を補う方法が有効であると考えられる。

　GBRは、インプラント埋入手術前の骨欠損部における歯槽堤部骨造成以外にもインプラント埋入時の骨裂開部、抜歯後即時埋入時、インプラント周囲炎治療時に応用され、すぐれた治療成績が報告されているが、再生された骨組織の長期的な予後等についてはいまだ不明なことが多い[13,14]。GBRの長期的な成功の確率を上げるためには、膜や骨補填材のさらなる改良が必要であり、今後の組織再生技術の向上に期待したい。

5　症例供覧

症例 3-1-1

　患者52歳の女性。上顎両側中切歯を歯根破折により抜歯、同欠損部に対するインプラント治療を希望として来院した。CT（コンピュータ断層撮影）画像の診断において右側中切歯部の唇側に骨欠損が確認された（症例3-1-1a、b）。同部周囲からスクレイパーにより自家骨を採取し欠損部に移植、吸収性膜（ジーシーメンブレン）を用いたGBRを行った（症例3-1-1c〜f）。2ヵ月後に唇側部の骨造成を確認後、同部位にアンキロスインプラント（A-9.5）の埋入手術を行った（症例3-1-1g、h）。このよ

47

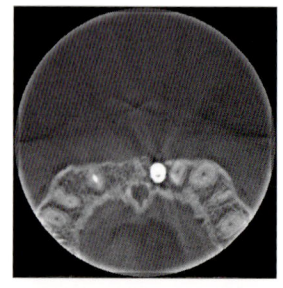

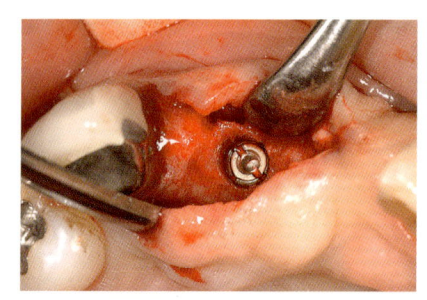

3章 インプラントのための骨造成

症例3-1-1g、h　GBR 2ヵ月後のCT画像。唇側に骨の造成が確認され、同部位にインプラント埋入手術を行った。

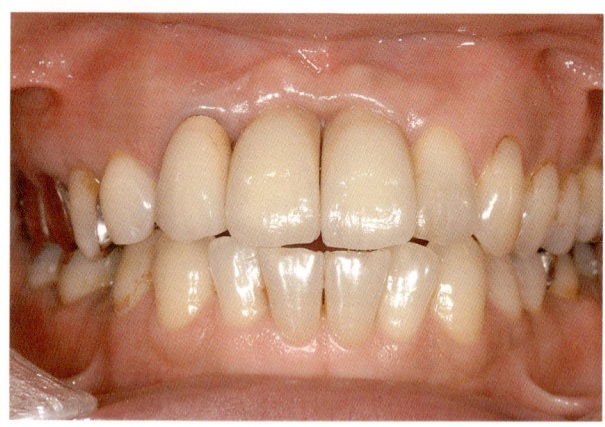

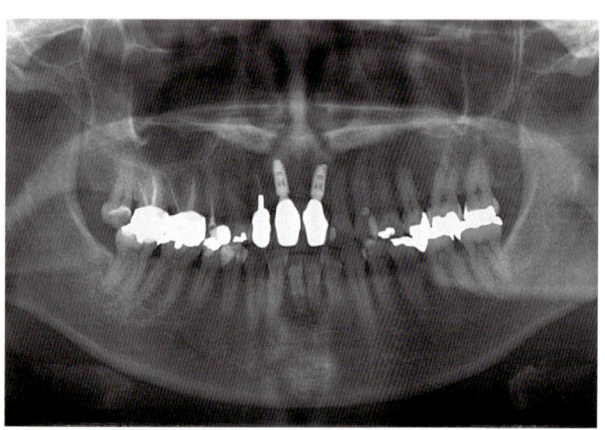

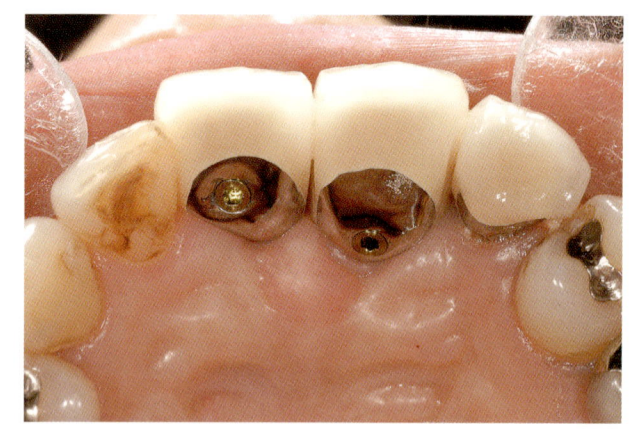

症例3-1-1i~k　上部構造装着時口腔内写真とパノラマX線写真。舌側スクリューによる上部構造装着。

うな審美領域におけるケースでは、アンキロスインプラントを主に使用している。その理由としてプラットフォームシフティングによる周囲骨の吸収抑制、軟組織を圧迫せずにアバットメントが立ち上がるなどがある。オッセオインテグレーション確認後にスクリュー固定（舌側スクリュー）による上部構造を装着した（症例3-1-1i~k）。上部構造装着後1年経過し、インプラント周囲組織は安定している。このように審美性の改善を目的とした骨造成法であるため、患者に対しては、術前に十分なインフォームドコンセントがとられ、さらに慎重な経過観察が必要とされる。

症例3-1-2

　患者29歳の女性。上顎左側中切歯の動揺が著しく、他院にて抜歯と診断された。抜歯後の欠損補綴としてインプラント治療を希望し来院。幼少の頃に同歯を強打し、3年前より動揺が著しくなったとのこと。歯肉の退縮が著しく、X線写真では歯槽骨および歯根の吸収が観察された（症例3-1-2a、b）。抜歯3ヵ月後に、欠損歯部位の唇側骨吸収が著しかったため、上顎結節部より採取した自家骨移植と吸収性膜（ジーシーメンブレン）併用によるGBRを行った（症例3-1-2c~f）。2ヵ月後にアンキロスインプラント（A-9.5）の埋入を行った（症例3-1-2g、h）。埋入6ヵ月後にインプラントのオッ

症例3-1-2　上顎前歯部（審美領域）におけるGBR症例②

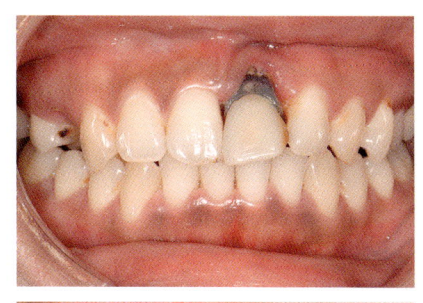

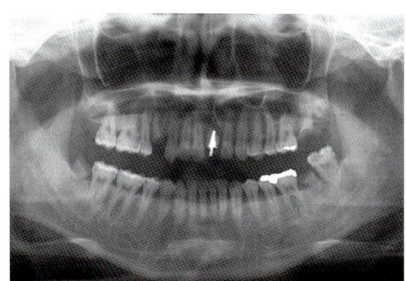

症例3-1-2a、b　初診時口腔内写真とパノラマX線写真を示す。歯肉の退縮が著しく、歯根の露出および変色も見られた。X線写真では歯槽骨および歯根の吸収が観察された。

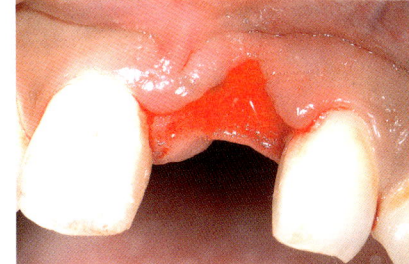

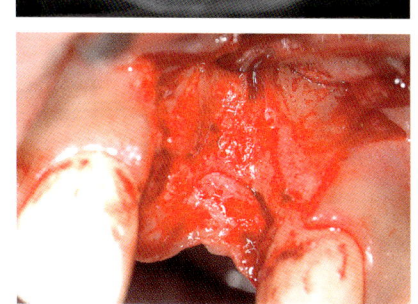

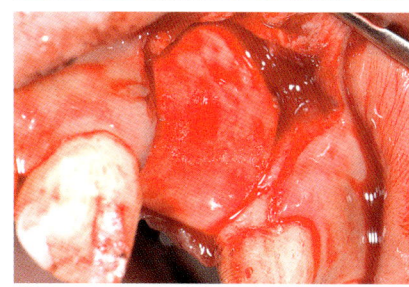

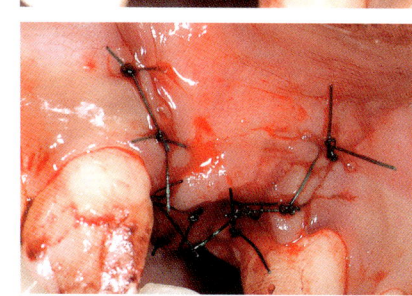

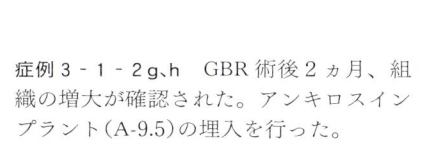

症例3-1-2c〜f　抜歯3ヵ月後、欠損部位の唇側の骨吸収が著しいため、GBRを行う。上顎結節からの骨移植時に吸収性膜であるジーシーメンブレンを応用した。

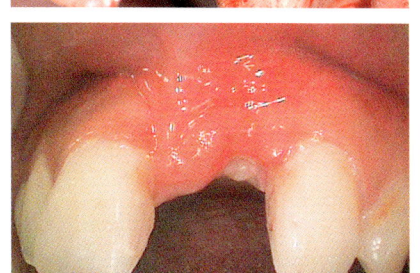

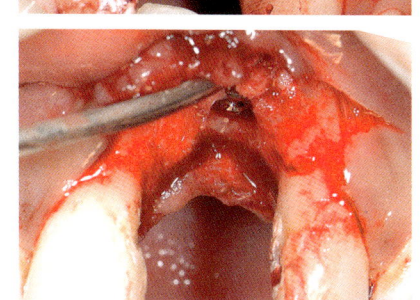

症例3-1-2g、h　GBR術後2ヵ月、組織の増大が確認された。アンキロスインプラント（A-9.5）の埋入を行った。

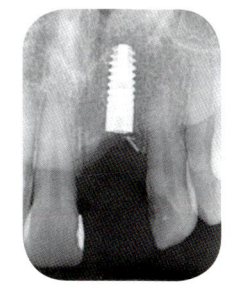

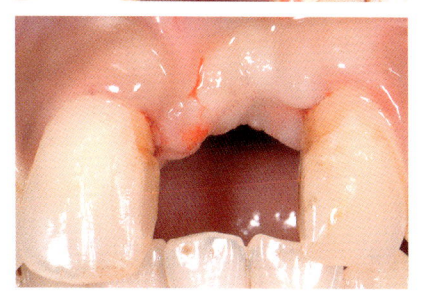

症例3-1-2i、j　インプラント埋入6ヵ月後、周囲組織は安定している。オセオインテグレーションおよび周囲組織の状態を確認し、二次手術を行った（症例3-1-2i〜n）。現在はプロビジョナルレストレーションによる経過を観察中である（症例3-1-2o、p）。

症例3-1-3

患者62歳の男性。下顎左側大臼歯部がう蝕のため残根状態で、紹介医では保存不可能と診断され、抜歯後の欠損補綴としてインプラント治療を希望し来院（症例3-1-3a、b）。抜歯2ヵ月後にCT画像上で確認したところ、

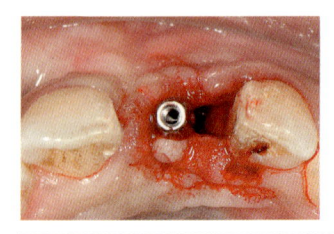

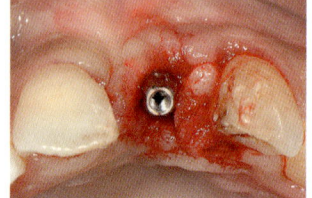

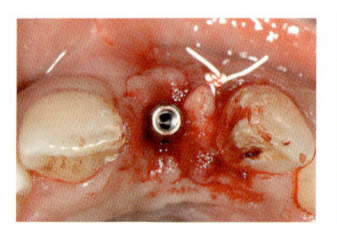

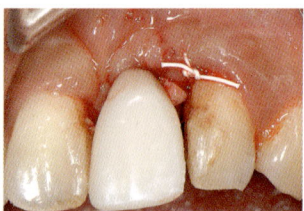

症例3-1-2k|症例3-1-2l|症例3-1-2m|症例3-1-2n　症例3-1-2k～n　二次手術。遠心部の歯間乳頭部組織のボリュームアップのためPalacciの切開法を行った。

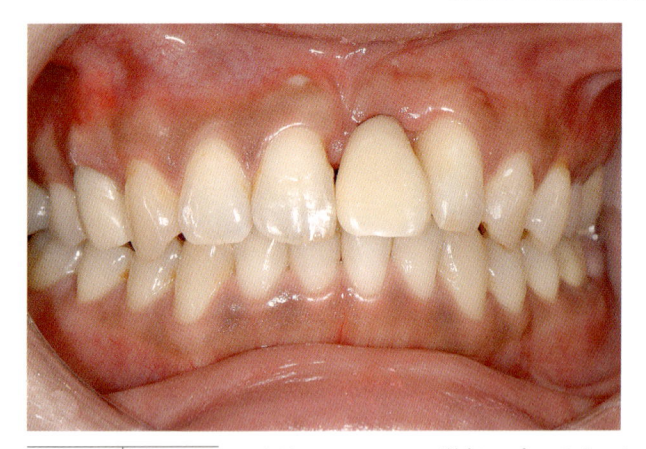

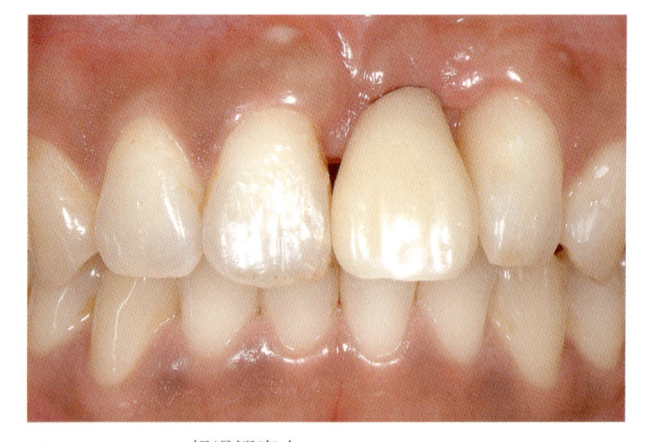

症例3-1-2o|症例3-1-2p　症例3-1-2o,p　現在、プロビジョナルレストレーションで経過観察中。

症例3-1-3　下顎臼歯部におけるGBR症例

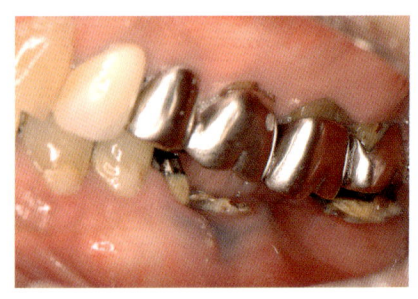

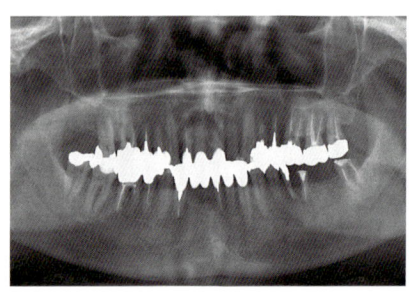

症例3-1-3a|症例3-1-3b

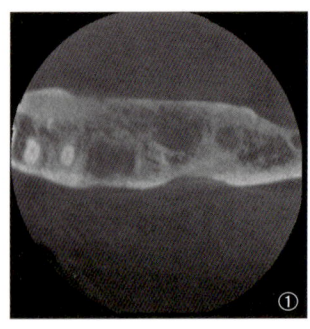

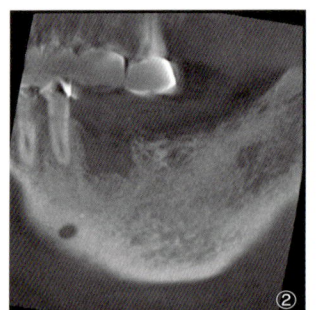

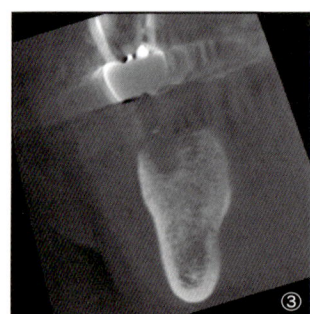

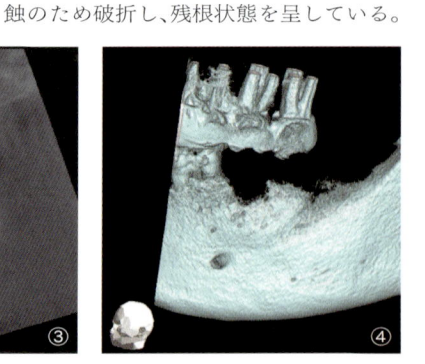

症例3-1-3a、b　下顎左側大臼歯がう蝕のため破折し、残根状態を呈している。

症例3-1-3c①|症例3-1-3c②|症例3-1-3c③|症例3-1-3c④　症例3-1-3c　抜歯後2ヵ月後の状態。CTにより下顎左側第一大臼歯欠損部に骨欠損が確認された。

骨治癒状態が思わしくなく下顎左側第一大臼歯部に骨欠損が確認された（症例3-1-3c）。4壁性の骨欠損に対し、周囲組織から採取した自家骨の移植および吸収性膜（ジーシーメンブレン）併用によるGBRを行った（症例3-1-3d）。GBR 2ヵ月後に骨形成が認められ、今後インプラントの埋入を予定している（症例3-1-3e）。

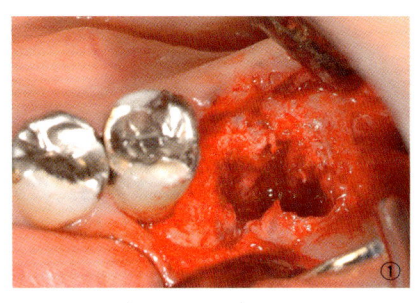

症例3-1-3d① 症例3-1-3d② 症例3-1-3d③
症例3-1-3d④ 症例3-1-3d⑤

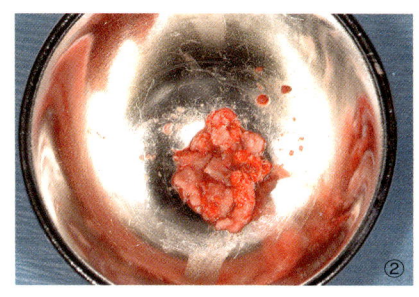

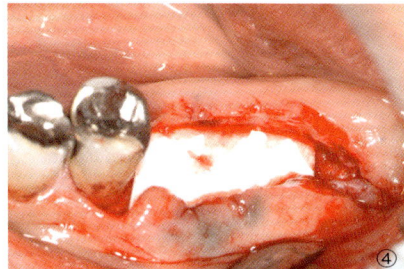

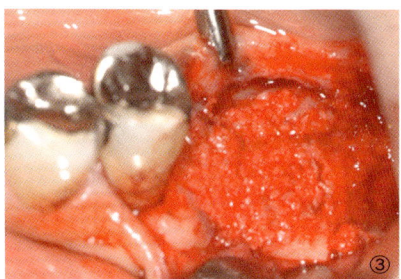

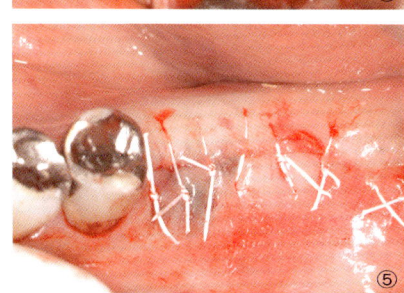

症例3-1-3d　下顎左側第一大臼歯部の骨欠損に対しGBRを行った。

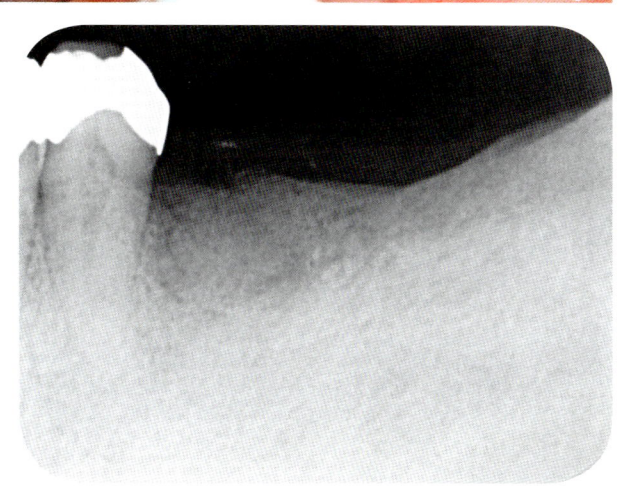

症例3-1-3e　GBR 2ヵ月後のX線写真。GBR部位に骨形成が確認された。

参考文献

1. 矢島安朝：2007年度版東京歯科大学学会インプラントコンセンサス―2005、2006年のインプラントシンポジウムを総括して―.；歯科学報，108：256〜257，2008.
2. Buser D, Brägger U, Lang NP, Nyman S. Regeneration and enlargement of jaw bone using guided tissue regeneration. Clin Oral Implants Res 1990；1(1)：22-32.
3. Hurley LA, Stinchfield FE, Bassett AL, Lyon WH. The role of soft tissues in osteogenesis. An experimental study of canine spine fusions. J Bone Joint Surg Am 1959；41-A：1243-1254.
4. Karring T, Nyman S, Lindhe J. Healing following implantation of periodontitis affected roots into bone tissue. J Clin Periodontol 1980；7(2)：96-105.
5. Nyman S, Karring T, Lindhe J, Plantén S. Healing following implantation of periodontitis-affected roots into gingival connective tissue. J Clin Periodontol 1980；7(5)：394-401.
6. Gottlow J, Nyman S, Lindhe J, Karring T, Wennström J. New attachment formation in the human periodontium by guided tissue regeneration. Case reports. J Clin Periodontol 1986；13(6)：604-616.
7. Nyman S, Lindhe J, Karring T, Rylander H. New attachment following surgical treatment of human periodontal disease. J Clin Periodontol 1982；9(4)：290-296.
8. Dahlin C, Linde A, Gottlow J, Nyman S. Healing of bone defects by guided tissue regeneration. Plast Reconstr Surg 1988；81(5)：672-676.
9. Dahlin C, Sennerby L, Lekholm U, Linde A, Nyman S. Generation of new bone around titanium implants using a membrane technique: An experimental study in rabbits. Int J Oral Maxillofac Implants 1989；4(1)：19-25.
10. Nyman S, Lang NP, Buser D, Bragger U. Bone regeneration adjacent to titanium dental implants using guided tissue regeneration: A report of two cases. Int J Oral Maxillofac Implants 1990；5(1)：9-14.
11. Seibert J, Nyman S. Localized ridge augmentation in dogs: A pilot study using membranes and hydroxyapatite. J Periodontol 1990；61(3)：157-165.
12. Aghaloo TL, Moy PK. Which hard tissue augmentation techniques are the most successful in furnishing bony support for implant placement? Int J Oral Maxillofac Implants 2007；22 Suppl：49-70.
13. Buser D, Dula K, Belser U, Hirt HP, Berthold H. Localized ridge augmentation using guided bone regeneration. 1. Surgical procedure in the maxilla. Int J Periodontics Restorative Dent 1993；13(1)：29-45.
14. Buser D, Dula K, Belser UC, Hirt HP, Berthold H. Localized ridge augmentation using guided bone regeneration. II. Surgical procedure in the mandible. Int J Periodontics Restorative Dent 1995；15(1)：10-29.

3.2 上顎洞底挙上術とSurgiGuideによるインプラント埋入手術
―複雑な内部形態の上顎洞に対するComputer Aided Surgeryの応用―

井汲憲治
(Noriharu Ikumi)

群馬県開業 CIC クリニカルインプラントセンター/石倉歯科医院
東北大学歯学部卒業
日本インプラント臨床研究会会長
日本口腔インプラント学会指導医・専門医

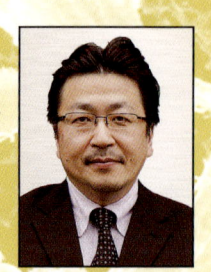

1 はじめに

　全顎欠損症例に固定性上部構造のインプラント治療を行う場合には、審美性への配慮と同時に、インプラントに加わる荷重などへの配慮が必要となり、少数歯欠損よりも慎重なインプラント治療計画が必要となる。特に上顎洞底への骨造成が必要な症例においては、CT（コンピュータ断層撮影）画像による上顎洞の構造や病変の有無の診断が重要となる。上顎洞底挙上術（sinus floor elevation）を行う必要がある症例において、上顎洞が多房性であることが診断された場合には、隔壁に重ならないように側方開窓部（lateral window）の外形線を設計する必要がある。また、解剖構造の制約から骨の造成量が限られてしまう場合も多い。

　本項では、多房性の上顎洞に限局的な上顎洞底挙上術を行い、その骨造成部位に正確にインプラントを埋入するためにSurgiGuide（マテリアライズデンタルジャパン）を使用した症例を解説する。

2 症例の概要と診断結果

　患者は70歳男性、無歯顎の状態で、インプラント治療を希望して来院した（症例3－2－1a）。全身的な特記事項はない。パノラマX線写真による診断では、下顎には十分な骨量が確認できるものの、上顎においては臼歯部の上顎洞底下の骨量が不足していることが確認できた。また、両側上顎洞前壁間の骨のX線透過性が比較的高く、同部位の骨の密度が小さいか、歯槽骨の厚みが少ないことが予想された（症例3－2－1b）。

　引き続き、診断用テンプレートを装着してCTにて顎骨を精査したところ、両側ともに上顎洞内に複数の隔壁が存在し、複雑な多房性構造であることがわかった（症例3－2－1c）。また、両側上顎洞の頬側の骨壁内には、後上歯槽動脈が走行していることが確認された（症例3－2－1d）。また、両側側切歯間の骨の幅径は比較的小さく、インプラントを埋入するには骨造成が必要であることが診断された。加えて、患者の咬筋が発達していることや、義歯を装着した状態での咀嚼運動時に下顎の閉口運動速度（運動量）が大きいこともあり、インプラントや上部構造に加わる荷重のピークが大きいことが予想された。

3 治療計画立案とその根拠

　患者は上下顎ともに固定性の上部構造を望んでおり、第二大臼歯までを希望していた。そのため、上・下顎骨の骨量・骨質の違いから、インプラントの支持能力のバ

症例3-2-1　多房性の上顎洞に上顎洞底挙上術を行った症例

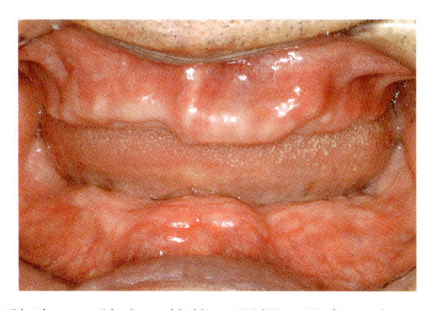

症例3-2-1a　初診時の口腔内の状態。顎堤の吸収は少なく、全部床義歯の安定性に問題なかったが、インプラントによる固定性の義歯を強く希望していた。

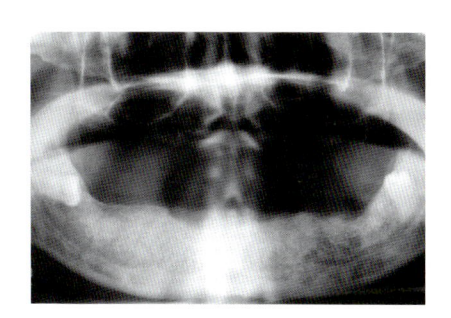

症例3-2-1b　初診時のパノラマX線写真。下顎は骨量、骨密度ともにインプラント治療にとって好条件であると診断された。それに対し、上顎洞下部の骨量は不足しており、インプラントを行う場合には上顎洞底挙上術が必要であると診断された。また、上顎洞内に複数の隔壁が確認できた。

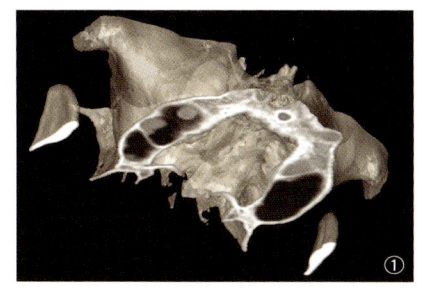

症例3-2-1c①、②　上顎洞断面の3D画像。両側上顎洞内には複雑な形態の隔壁が確認された。

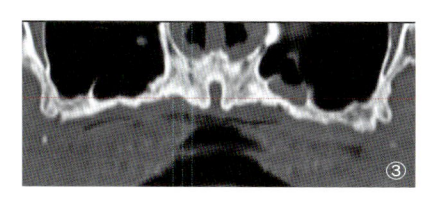

症例3-2-1c③　上顎のパノラミック画像。上顎洞内には複数の隔壁が存在し、底部の骨の厚みは2〜3mmであった。インプラントの初期固定が十分得られない可能性が大きいため、まず上顎洞底の骨造成を行い、骨量を獲得した後にガイディッド・サージェリーにてインプラントを埋入する計画を立案した。

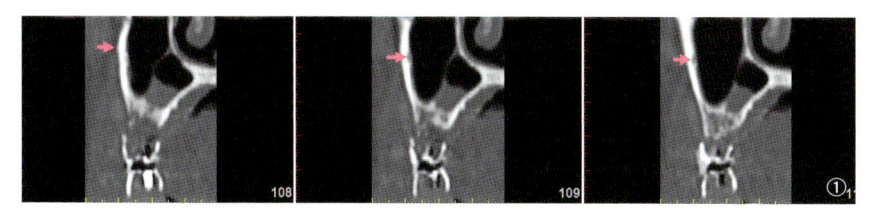

症例3-2-1d①　右側上顎洞の頬側骨壁内に後上歯槽動脈の存在が確認できた(矢印)。左側上顎洞においても同様の動脈の存在が確認された。

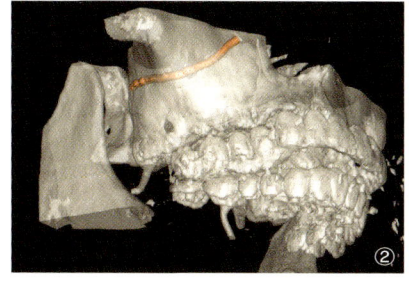

症例3-2-1d②　骨壁内に走行する後上歯槽動脈(オレンジ色の線)を描出させた3D画像。

ランスを考慮し、上顎8本、下顎6本のインプラントを埋入することとした。そのため、両側上顎洞には上顎洞底挙上術を行う必要があった。

症例3-2-2は他の患者の上顎洞底挙上術症例であるが、上顎洞底部には複雑な隔壁が存在しないため、lateral windowの位置が制限されることがなく、骨造成の量も十分に獲得できている。

症例3-2-3a〜cは1992年に筆者が上顎洞底挙上術を行った症例であるが、インプラント埋入時にはインプラントの先端より5mmほど上部まで骨補填材を充填していた。しかし、荷重付加から16年経過時点のCBCT (cone-beam computed tomography；コーンビームCT)画像によると、インプラント周囲の骨はインプラント先端を支えとしたテント状形態へと変化している(症例3-2-

3章 インプラントのための骨造成

参考症例1（症例3-2-2）

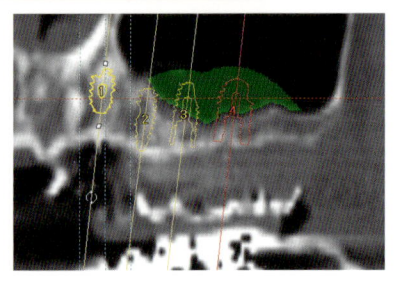

症例3-2-2a　SimPlantソフトウェア上でインプラント埋入と上顎洞底部の骨造成のシミュレーションを行っている画像。この症例のような上顎洞においては、前方部に隔壁が存在するものの、洞底部の骨形態は比較的単純であり上顎洞底挙上術を行いやすい。

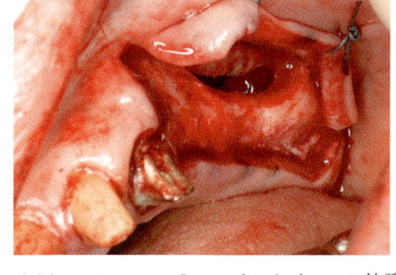

症例3-2-2b　Lateral windowの外形線は、CT画像を基にして前方の隔壁に触れない位置に計画した。

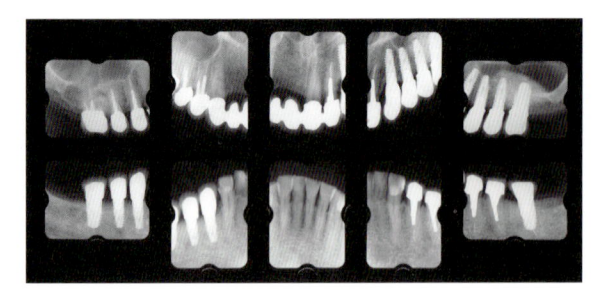

症例3-2-2c　同症例の術後のX線写真。左側上顎洞内には必要十分な量の骨造成が行われている。

3d）。これは、骨の歪み（応力）が大きい部分の骨は骨添加傾向に、反対に、小さい部分の骨は吸収傾向に作用するというメカノスタット理論（mechanostat theory）[1]による骨の改造現象の表れであると考えられる。具体的には、咀嚼時に発生する応力が小さいインプラント先端周囲の骨は吸収傾向を示し、大きな応力が発生するインプラントネック付近の骨は、その形態を増加あるいは維持させ、メカニカルストレスに起因する骨のリモデリングが平衡状態となっているものと考察される。

他の長期症例においても、また、他の同様の報告においてもインプラント先端部分に造成された骨は吸収傾向にあることがわかっていること[2]、そして筆者の他の症例において、10mm程度のインプラントの長さのインプラントでも良好な予後が確認できていることから、不必要に大きな骨造成を行い、通常よりも長いインプラントを埋入する必要性はないとも考えている。

本症例においては、上顎洞底部の複雑な隔壁形態の問題と、後上歯槽動脈が骨内を走行しているためlateral windowの位置が制限され、造成できる骨の量は限られることが予想された。そのため、上顎洞底挙上術により骨造成された限局的な部位にピンポイントでインプラントを埋入するために、インプラント埋入手術時に骨面支持型のSurgiGuideを使用することとした。

下顎においては、顎骨の吸収量が少なく骨幅が通常の症例よりも大きかった。このような場合においては、インプラント手術そのものは難しくないのだが、埋入位置・方向の自由度が大きいために、上部構造の位置を考慮に入れずにインプラントを埋入した場合には、インプラントと上部構造がオフセットされた位置関係になってしまう危険性がある（症例3-2-4）。そのため、本症例においては、下顎においても骨面支持型SurgiGuideを用いてインプラント埋入手術を行うこととした。

使用インプラントについては、インプラントがテーパー形状をしており、上顎臼歯部のような骨密度の小さな骨においても初期固定性が高く、術者可撤性の上部構造に対応しているデンツプライフリアデント社のザイブインプラントを選択した。患者は咀嚼機能の回復を一番に望んでおり、臼歯部の審美性にこだわっていなかった。

3.2 上顎洞底挙上術とSurgiGuideによるインプラント埋入手術

参考症例2（症例3-2-3）

症例3-2-3a｜症例3-2-3b

症例3-2-3a 1992年の初診時の上顎の状態。左側第一小臼歯は歯根破折をきたしたため後日抜歯した。上顎洞下の骨量は小さく両側上顎洞ともに上顎洞底挙上術を行った。

症例3-2-3b 左側上顎洞の術前のCT横断面画像（1992年）。上顎洞内の病変や上顎洞粘膜の肥厚は認められなかった。

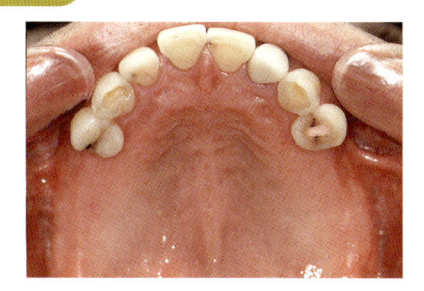

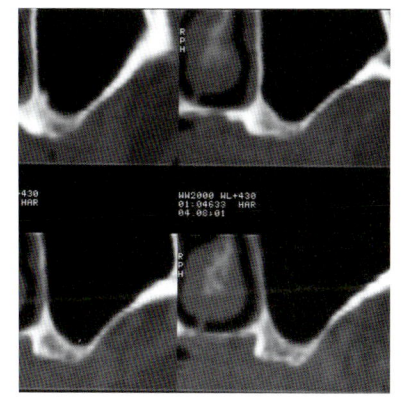

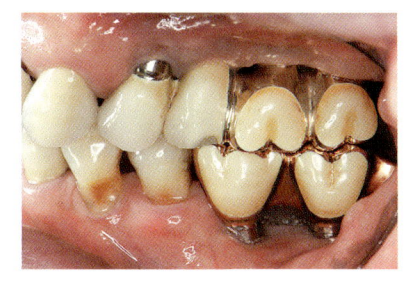

症例3-2-3c 荷重付加後16年後の左側の上部構造。

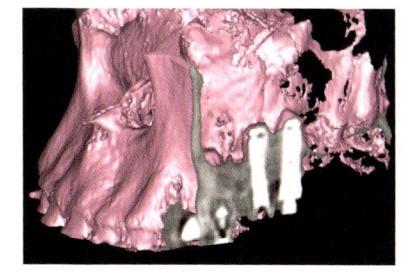

症例3-2-3d 荷重付加から16年後の左側上顎洞内のインプラントと周囲骨の状態。インプラント先端部周囲の骨は吸収し、インプラントを支えとしたテント状形態と変化している。

参考症例3（症例3-2-4）

症例3-2-4 骨の頬舌幅が大きく、インプラントの埋入部位の条件としては良好である。しかし、埋入位置・方向の自由度が大きいため、最終的な人工歯の位置を考慮しないで埋入すると、インプラントの長軸が上部構造とオフセットされてしまう危険性がある。このような状態の顎骨においても、補綴主導の位置にインプラントを埋入するために、SurgiGuide等によるガイディッド・サージェリーは有効である。

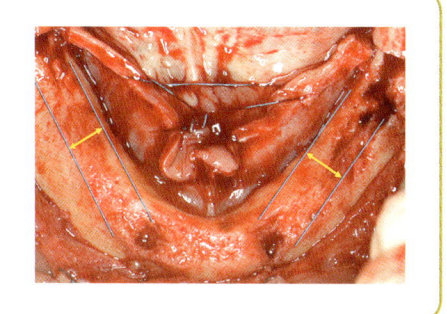

そのため、咬合力の大きさや耐摩耗性を考慮して咬合面を金属にすることにした。このような症例において筆者は、レジンのもつ粘弾性特性により、咬合時にインプラントに加わる荷重が分散し、骨-インプラント界面に生じる応力ピークが減弱されることを期待して、咬合面金属とメタルフレームワーク間にレジンを介在させている。

4 治療の流れと術後経過

症例3-2-1のような全顎欠損症例は、上部構造のデザインに基づいた正確な診断用テンプレートを作製することから始まる。治療用全部床義歯を製作し、理想的と思われる咬合高径や歯の配列、正中線、そして前歯の位置や大きさを確かめる[3]。そして、診断用テンプレートを作製するにあたっては、それに基づいた情報を忠実に再現する必要がある。今回、顎骨の診断のためにCT

3章 インプラントのための骨造成

症例3-2-1続き

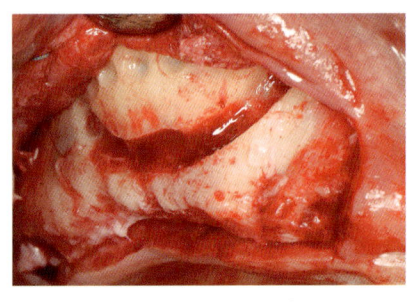

症例3-2-1e　上顎洞の前方および後方の隔壁(症例3-2-1c参照)と後上歯槽動脈(症例3-2-1d参照)を避けるように、lateral windowの外形を設計し、上顎洞底挙上術のための骨の開削を行っているところ。

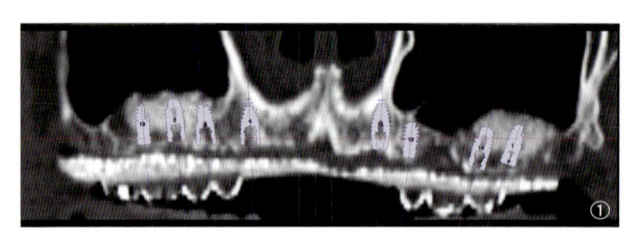

症例3-2-1f①　上顎洞底挙上術を行ってから6ヵ月後に再度CT撮影を行った。そのCTデータを基に、SimPlantソフトウェア上で、上顎洞内の骨造成部位へのインプラント・シミュレーションを行った。

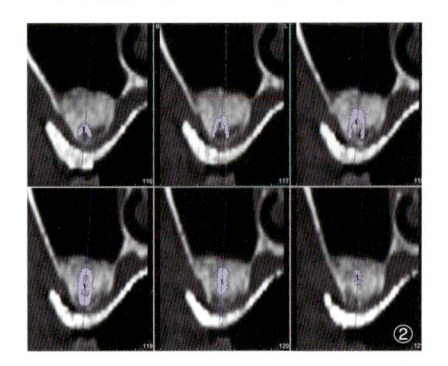

症例3-2-1f②　左側上顎洞内の骨造成部位へのインプラント・シミュレーション。十分な骨が再生できていることが確認できた。

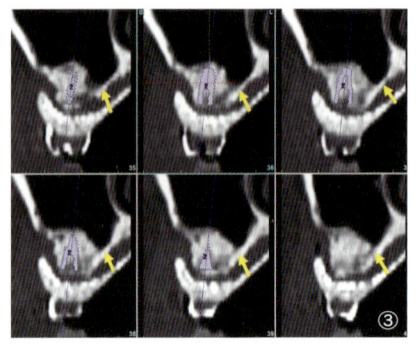

症例3-2-1f③　左側上顎洞内の骨造成部位へのインプラント・シミュレーション。上顎洞内側部分の骨造成が完全な状態ではないことがCT画像から確認できる。

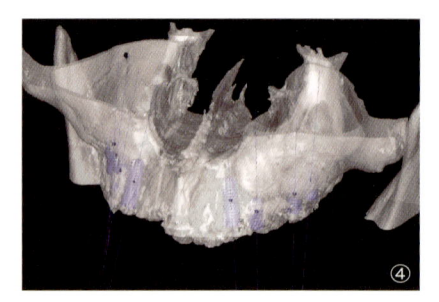

症例3-2-1f④　インプラント・シミュレーションの3D画像。診断用テンプレートを描出することにより、インプラントの長軸が上部構造の適切な部分に位置するように、3D画像上にてインプラントの位置・方向を微調整する。

撮影を行い、上顎洞底挙上術を行った後に、骨造成の確認とSurgiGuide作製のための撮影を行った。

前述のように、上顎洞は多房性であったために、両側上顎洞ともに隔壁や動脈に触れないlateral windowの位置を、横断面画像や3D画像を用いて計画した。それを基に骨を開窓し限局的な上顎洞底挙上術を行った(症例3-2-1e)。

そして骨造成から約6ヵ月後に再度診断用テンプレートを装着した状態でCT撮影し、インプラント・シミュレーションを行った(症例3-2-1f)。そして、そのシミュレーションどおりにインプラントを埋入するために、骨面支持型のSurgiGuideを用いてインプラント埋入手術を行った[4]。

SurgiGuideに限らず、テンプレート系のサージカルガイドを使用する際には、作製されたガイドがunique and stable(唯一の位置に安定する)であることが絶対条件である。そのため、縦切開を用いて可及的に広く骨面を露出させ、骨面上に付着している骨膜などの軟組織を取り除き、ガイドの下に軟組織が残らないようにすることが重要である。本症例においても、SurgiGuideを骨面に試適して、ガイドが安定していることを確認した後にドリリングを行った(症例3-2-1g)。

ザイブインプラントにおいては、直径4.5mmのインプラントを埋入するのに5種類の直径のドリルが必要であるため、本症例においては5つSurgiGuideを作製し、直径の小さなドリル用のものから順を追って使用した。しかし、骨密度の小さな上顎においては、可及的にドリルのステップを飛ばしてインプラント窩を形成する場合も多い。また、現在では、SurgiGuideにUniversal System(マテリアライズデンタルジャパン)を使用すること

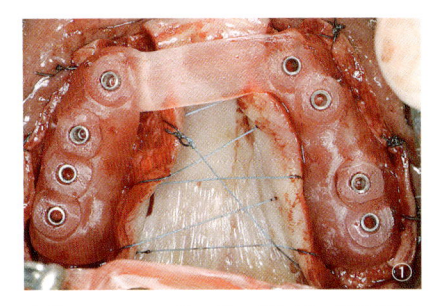

3.2 上顎洞底挙上術とSurgiGuideによるインプラント埋入手術

症例3-2-1g① SurgiGuideが骨面上でunique and stable（唯一の位置に安定する）の状態にあることを確認する。そのためには、粘膜・骨膜を十分に剥離すると同時に、骨面上に付着する軟組織を可能なかぎり除去する必要がある。

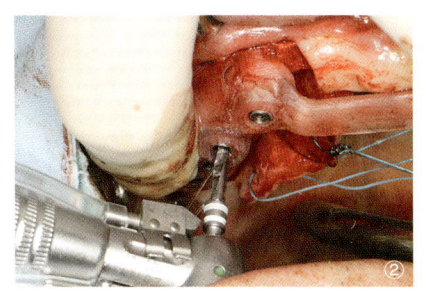

症例3-2-1g② SurgiGuideを用いてドリリングを行っているところ。骨のオーバーヒート防止のために、十分な注水とドリリング時のポンピング・アクションを行うことが重要である。

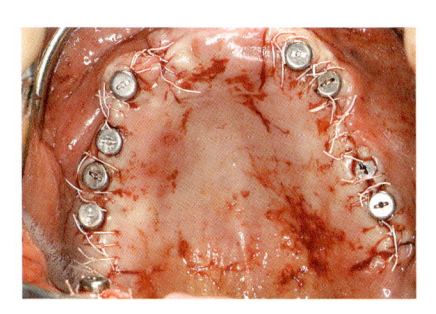

症例3-2-1h すべてのインプラントに十分な初期固定性が確認されたため、ジンジバルフォーマーを装着して1回法術式とした。

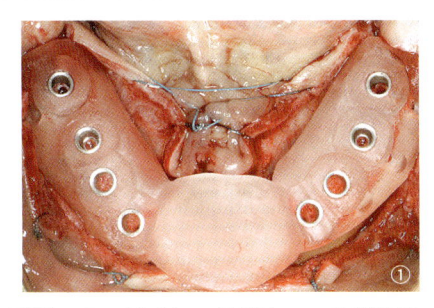

症例3-2-1i① 下顎のSurgiGuideの骨面上での位置的安定性を確認しているところ。本SurgiGuideには8本のガイドチューブが設置されているが、このうち6本のみを使用した。

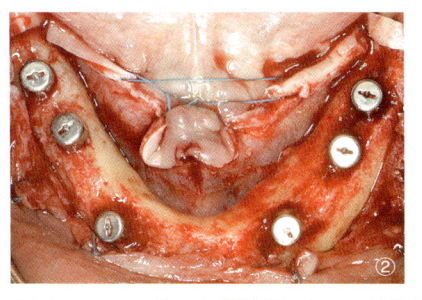

症例3-2-1i② 上部構造にとって最適な位置にインプラントが埋入された。上顎と同様に、十分な初期固定性が確認されたため、ジンジバルフォーマーを装着し1回法術式とした。

により、1つのSurgiGuideのみで直径の異なるドリルに対応することができるようになっており、手順が簡略化され手術時間を短縮することが可能となっている。

上顎においては、初期固定性を高めるために、最終ドリルであるクレスタルドリルを使用せずに、セルフタップにて8本のザイブインプラントを埋入した。すべてのインプラントにジンジバルフォーマーを装着してから縫合を行い1回法術式とした（症例3-2-1h）。

下顎においても、同様に5つのSurgiGuideを用いてドリリングを行い、骨質がType 2であったためにクレスタルドリルを用いてインプラント窩の最終形成を行った。大臼歯相当部位には直径4.5mm、犬歯部においては直径3.8mmのインプラントを埋入し、上顎と同様にジンジバルフォーマーを装着した（症例3-2-1i）。3ヵ月後、すべてのインプラントがオッセオインテグレーションしていることが確認できた。粘膜治癒後に印象採得を行い、上顎は3ピースの術者可撤性上部構造、下顎は1ピースの術者可撤性上部構造とした（症例3-2-1j）。

上部構造装着後3年8ヵ月が経過したが、インプラント、上部構造ともに大きな問題はない。ただ、上部構造のチッピングと摩耗を防止するために咬合面を金属で被覆していたものの、上顎小臼歯の頬側咬頭付近のセラミックにわずかながらチッピングが認められた（症例3-2-1k）。これは、上顎構造面の金属被覆をもう少し頬側に伸ばすことにより回避できたと考えられる。

5　まとめ

上顎無歯顎症例において、臼歯部の歯槽骨の高径が小さい場合には、骨造成を伴わずに意図的に傾斜埋入した少数のインプラントを使用する治療（いわゆるAll-on-4等）と、上顎洞底挙上術等により、積極的に臼歯部の骨量を増大させてからインプラントを行う方法とがある。特に、患者の咬合力が大きく、第二大臼歯までの回復を望んでいる場合には、インプラント/骨/上部構造複合体の生体力学的な安全率[5]を考慮した際に、少数のイン

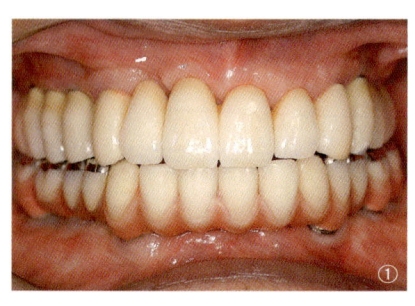

症例3-2-1j① 上部構造装着後の状態。患者は機能的にも審美的にも満足している。

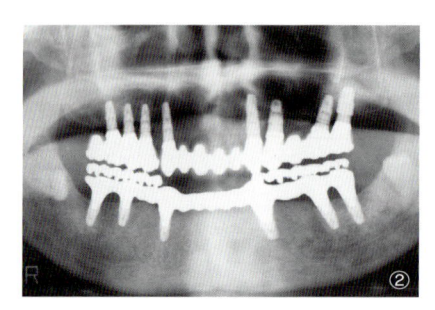

症例3-2-1j② 治療終了時のパノラマX線写真。上顎洞底挙上術による両側上顎洞内の骨造成部位にインプラントが位置していることが確認できる。

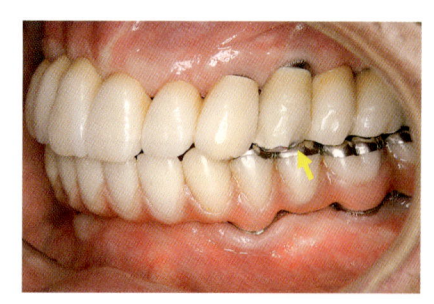

症例3-2-1k 上部構造装着後3年8ヵ月後の口腔内の状態。上顎のメタルボンドのチッピング（矢印）が確認された。

表3-2-1 許容応力と臨界強さ、生体力学的な安全率の関係

$$\sigma_a = \sigma_b / S$$

- σ_a：許容応力（allowable stress）
- σ_b：臨界強さ（critical stress）
- S：生体力学的安全率（safety factor）

プラント支持では長期安定につながる治療が高い確率で達成されるとは現状では言いきれない（表3-2-1）。ましてや、対合歯がインプラント支持であり、大きな荷重がインプラントや上部構造に加わることが予想される場合はなおさらである。

そのため、インプラントや上部構造の長期間の機能を期待して、カンチレバーを避けるための力学的な配慮から、上顎洞底挙上術やオステオトームテクニックを行って臼歯部にインプラントを埋入する場合も多い。しかしながら、上顎洞には隔壁が21.58%の確率で存在する（両側上顎洞に存在する確率は8.40%）との報告があり[6]、多房性の上顎洞は上顎洞底挙上術をより困難なものとしている。理由としては、開窓部位の外形線が隔壁と重なってしまうと、上顎洞粘膜を裂開してしまう可能性が高く、その位置決めに苦慮すること、また、隔壁を越えての骨の造成は難しく、造成可能な骨量が限られてしまうためである。

上顎洞には粘膜の病的な肥厚や病変を伴う場合もあり[7]、上顎洞内の骨造成を行う場合には、CT画像による診断は有用である。加えて、3D画像や光造形模型においては上顎洞内の隔壁の様子を明確に描出させることができ、開窓部位の決定や、手術の難易度を予想する手段としてもCTによる診断・治療計画は欠くべからざるものであると言える。

今回の症例においては、比較的複雑な隔壁が両側上顎洞内に存在し、開窓部位が限られ、限局的な骨造成しか行えない症例であったが、CT画像により造成された骨の位置と量を把握し、骨面支持型SurgiGuideを用いることにより、ピンポイントでインプラントを埋入することができた。本症例のように解剖学的理由から限局的にしか骨造成を行えない症例においては、CT画像上での距離計測による開窓部位の位置決めや、骨面支持型SurgiGuideを用いたcomputer aided surgery（コンピュータ手術支援）は確実で有効な方法であると考えられた。

参考文献

1. Frost HM. Bone "mass" and the "mechanostat"：a proposal. Anat Rec 1987；219(1)：1-9.
2. Kirmeier R, Payer M, Wehrschuetz M, Jakse N, Platzer S, Lorenzoni M. Evaluation of three-dimensional changes after sinus floor augmentation with different grafting materials. Clin Oral Implants Res 2008；19(4)：366-372.
3. 井汲憲治．CTの有用性と三次元的治療計画—ポジショニングの誤差への対応—．In：細川隆司，武田孝之（編）．隔月刊「補綴臨床」別冊．インプラントのポジショニング ねらいどおりの補綴治療のために．東京：医歯薬出版，2009；32-39.
4. 井汲憲治，大田善秋．インプラント治療におけるComputer Aided Surgery(CAS)—診断用ソフトウェアとサージカルテンプレートを用いた臨床と課題—．Quintessence DENT Implantol 2008；15(2)：15-29.
5. Ikumi N, Tsutsumi S. Assessment of correlation between computerized tomography values of the bone and cutting torque values at implant placement：A clinical study. Int J Oral Maxillofac Implants 2005；20(2)：253-260.
6. Shibli JA, Faveri M, Ferrari DS, Melo L, Garcia RV, d'Avila S, Figueiredo LC, Feres M. Prevalence of maxillary sinus septa in 1024 subjects with edentulous upper jaws：A retrospective study. J Oral Implantol 2007；33(5)：293-296.
7. 金田 隆，森 進太郎．鑑別が必要な疾患について．In：金田 隆（編）．基本から学ぶインプラントの画像診断．東京：砂書房，2008；108-117.

④ インプラント審美補綴

佐古好正
（大阪府開業）

岡崎英起
（大阪府開業）

4.1 補綴コンポーネントの選択

佐古好正
(Yoshimasa Sako)

大阪府開業（医）創歯会
大阪歯科大学　非常勤講師
大阪歯科大学卒業
日本補綴歯科学会認定医
大阪府歯科医師会附属歯科衛生士専門学校
臨床指導医

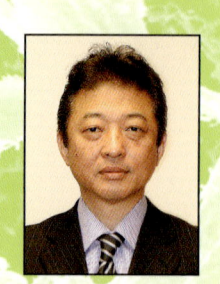

1　はじめに

　近年インプラント治療の目標は、オッセオインテグレーションの獲得から機能的で審美的な治療結果へと変遷を見せてきている。しかも、その治療結果の長期的安定性が求められる。したがって、治療コンセプトにおいても外科主導型から補綴主導型のトップダウントリートメントが支持されるようになってきた。そのような背景の中でインプラントシステムの上部構造、すなわち補綴コンポーネントを適切に選択し使用することは、重要なポイントであろうと考える。本項においては、さまざまな補綴パーツの選択とその使用上考慮すべき点について考察を加えてみたい。インプラントシステムは、豊富な補綴パーツを備えたデンツプライフリアデント社製ザイブインプラントシステムを用いた。

2　治療段階別にみた補綴コンポーネントの考察

　インプラント修復における補綴物は、治療対象とする欠損歯数によって無歯顎から多数歯欠損・少数歯欠損症例までさまざまであり、欠損部の骨量や対合関係、患者の審美的要求度、強いては経済的条件に至るまでさまざまな要素の影響を受ける。今回は、最終的な補綴方法をどうすべきかについては言及せず、インプラント治療の各ステップにおける補綴パーツの選択とその使用法についてのみ記述する。ところでインプラント治療における補綴コンポーネントといっても判然としない部分があるが、一般的にはインプラントフィクスチャー埋入以降に使用される補綴パーツや技工物、およびその複合体であると考えている。したがって本項においては以下のように大別した。

インプラント治療上必要な補綴コンポーネントの分類

1．二次手術（2回法）あるいは粘膜貫通処置（1回法）以降から印象採得までの補綴コンポーネント
　　ヒーリングキャップ（ヒーリングアバットメント）・印象用トランスファーコーピング

2．プロビジョナルレストレーション製作における補綴コンポーネント
　　テンポラリーアバットメント・プロビジョナルレストレーション

3．上部構造の製作における補綴コンポーネント
　　ファイナルアバットメント・上部構造・可撤性補綴用のアタッチメント等

図4-1-1① 図4-1-1②

図4-1-1 サイズごとに3タイプ、4種類の高さのものが用意されている。被覆粘膜の厚さにより選択する。

図4-1-2① 図4-1-2② 図4-1-2③

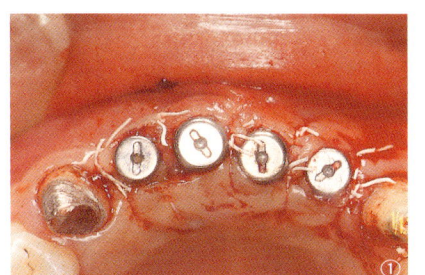

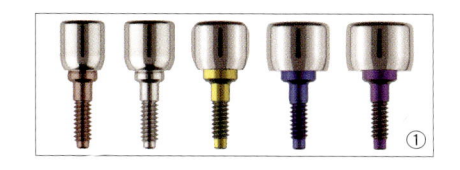

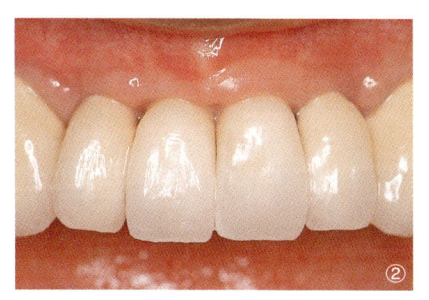

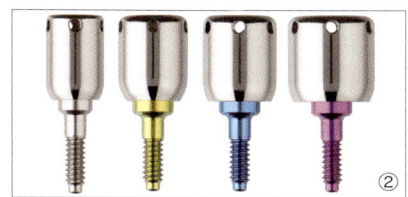

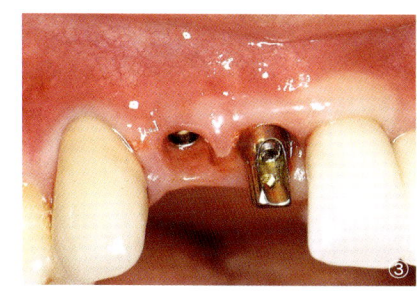

図4-1-2 ①は術中。頬側のフラップに弧状切開を加えローテーションさせ歯間乳頭形成術を行い縫合した。②、③はそれぞれ二次手術直後・上部構造装着5年後の状態。サブジンジバルカントゥアを形成していないため歯間乳頭部のフラットニングがみられるが、健康的な周囲粘膜が維持されている。

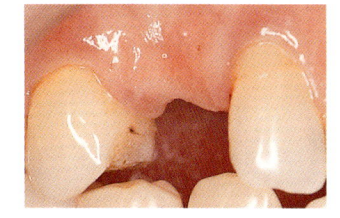

図4-1-3① 3|欠損症例。術前唇側面観。

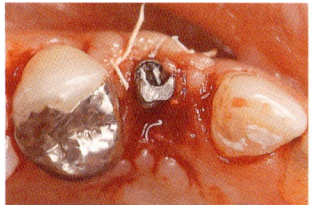

図4-1-3② アバットメントの連結。既製アバットメントのエステティックベースを唇側のみレスカントゥアに仕上げ、プロビジョナルレストレーションを装着した。

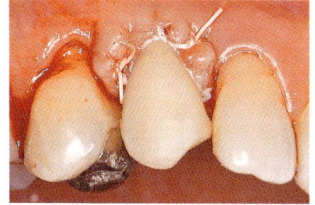

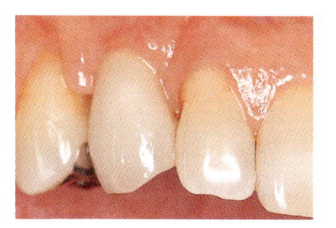

図4-1-3③ プロビジョナルレストレーションの装着。

図4-1-3④ 上部構造装着後2年の唇側面観。貫通部カントゥアにより自然感のある周囲歯肉が維持されている。

1. 二次手術あるいは粘膜貫通処置以降から印象採得までの補綴コンポーネント

ヒーリングキャップ（ヒーリングアバットメント）

埋入後のインプラント修復において粘膜貫通部分を健全に仕上げることは、その長期的安定性に対して重要なステップの1つである。もちろん適切な切開線の付与や縫合を行うことは当然であるが、インプラント貫通部分が周囲歯肉に対して健全な状態で共存していることが必要である。通常インプラント周囲粘膜の治癒期間においては、ヒーリングキャップやアバットメントが使用される。細菌性付着物を鬱帯させないように著しく滑沢な表面性状を有し、適切な圧力で縫合することで健康的な内縁上皮を形成させる。一般的には周囲粘膜が覆ってこないように被覆粘膜厚よりもやや高めのものが使用される（図4-1-1）。

しかしながら、審美的要求の高まりから、この段階において周囲粘膜の高さや内面形態を整えておく必要性が出てきている。すなわち、サブジンジバルカントゥアの形成である。FGG（遊離歯肉移植）やCTG（結合組織移植）を併用して行うことも有意義ではあるが、ヒーリングアバットメントを効果的に応用することで、周囲粘膜の高さをわずかに増加させたり、自然なエマージェンスプロファイルを形成することが可能になる（図4-1-2、3）。

また、ザイブシステムにおいては対象部位にあわせてあらかじめサブジンジバルカントゥアを付与したカスタムヒーリングアバットメントも供給されている。調節操作が簡便で、かつ滑沢な表面性状であるため二次手術以後の治癒経過が良く、自然感のある内縁上皮を三次元的に形成することが可能である（図4-1-4）。

次いで印象採得であるが、これは複数埋入症例におい

4章 インプラント審美補綴

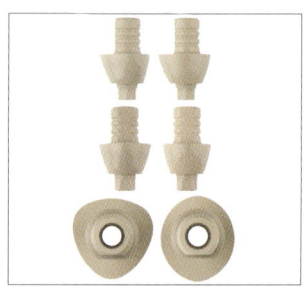

図4-1-4①　カスタマイズが可能なカスタムヒーリングアバットメント。デンツプライフリアデント社製エステティキャップ。部位別にトライアングルとオーバルの2種類の形態のものが供給されている。

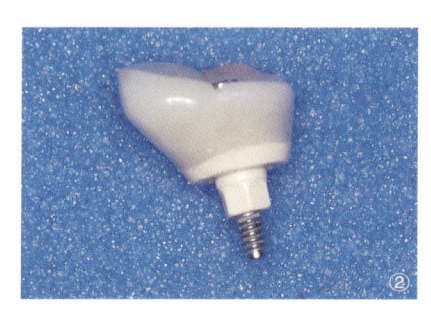

図4-1-4②　図4-1-4③

図4-1-4②、③　カントゥアリングを加え連結されたヒーリングアバットメント（エステティキャップ）。

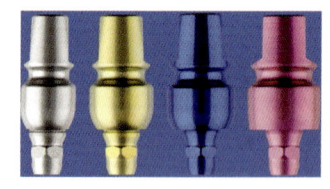

図4-1-5①　印象用トランスファーコーピング。周囲粘膜の厚さにより粘膜貫通部の長さが3mmのものと5mmのものが供給されている。また、サイズごとにカラーコード化が施されている。

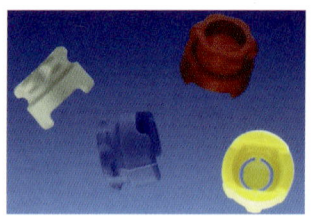

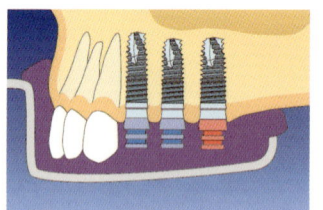

図4-1-5②　印象用トランスファーキャップ。天蓋部にハッチ上の蓋があり、オープントレーテクニックで使用の場合は、これを除去する。

図4-1-6①　クローズドトレーテクニックによる印象採得。

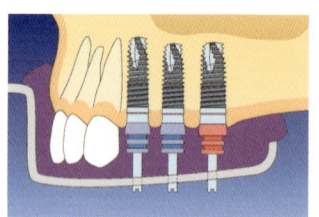

図4-1-6②　オープントレーテクニックによる印象採得。

ては言うまでもなく、単歯症例においても重要な補綴ステップの1つである。フィクスチャーとアバットメントの連結部における不適合は、オッセオインテグレーションの不安定性や補綴物の破損、周囲歯肉の炎症等を惹起させる。通常インプラント治療における印象採得は、印象用トランスファーコーピングをフィクスチャーにセットし、それをピックアップ印象して作業用模型を作製する（図4-1-5～7）。したがって、精度の高い印象採得を行うためには復位再現性の高い印象用のコンポーネントが必要になる。元来インプラントの印象採得は、複数のフィクスチャーを連結したボーンアンカードブリッジのような症例が多かったため、連結精度を増すためにオープントレーテクニックで行われていた（図4-1-6②）。しかしながら、操作が煩雑で困難な場合が多いため、最近では図4-1-6①のようにクローズドトレーテクニックが頻用されている。それだけにパーツ個々のより高い精度が求められる。本システムのトランスファーコーピングはインサートが長くさらに精度向上が期待できる（図4-1-5①）。また、印象面への復位を確実にす

るため図4-1-5②に示したようなキャップ状のパーツが用意されており、これによっても印象精度は向上する。一方、天然歯の印象採得に比較してトランスファーコーピングのそれは、簡易なように思える。しかしながら、審美的要求によりサブジンジバルカントゥアを形成した症例では、トランスファーコーピング周囲にさまざまな形状のスペースが形成される。上部構造の製作にあたっては、それを忠実に再現する必要性があり、印象操作にも注意を払うことが必要となる（図4-1-8）。

2．プロビジョナルレストレーション製作における補綴コンポーネント

　プロビジョナルレストレーションはまさにプロビジョナルであり、後に控える上部構造の形態や咬合、機能状態等を予知するものでなければならない。したがって、それに用いられるテンポラリーアバットメントには、フィクスチャーとの適合性や連結部における強度、サイズバリエーション等さまざまな要件を満たしていなければならない。さらには、審美的要求から色調についても

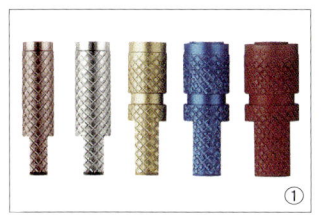

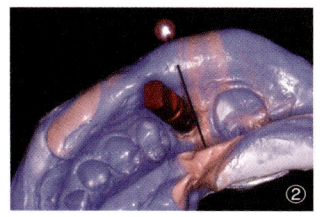

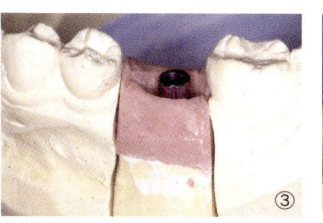

図4-1-7① 図4-1-7② 図4-1-7③　図4-1-7　インプラントアナログ・ピックアップ印象へのアナログに固定・作製された有歯肉模型。技工操作上扱いやすい形態にシンプルなアンダーカットを付与し、作業用模型の精度向上を図っている。

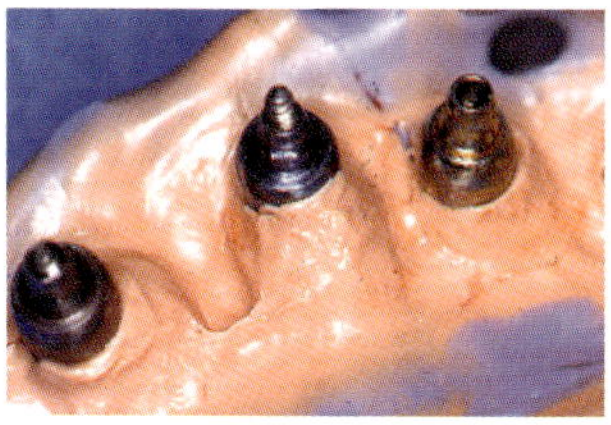

図4-1-8　サブジンジバルカントゥアが付与された症例でのトランスファーコーピングのピックアップ印象面。コーピング周囲のサブジンジバルカントゥアを正確に採得しなければならない。

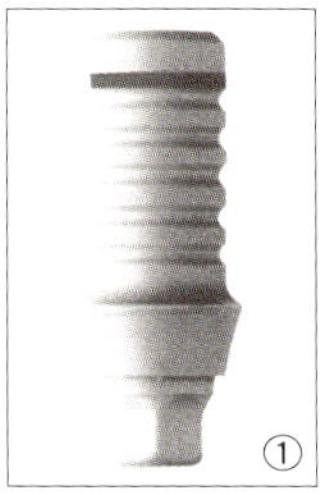

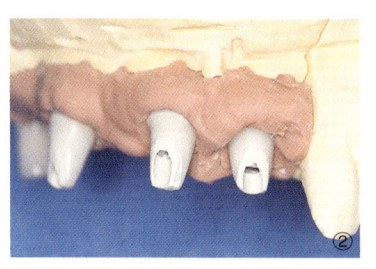

図4-1-9① 図4-1-9②　図4-1-9①、②　テンポラリーアバットメント（プロテクト）とそれを用いて形成された支台歯。①はさらに改良され、エステティキャップが生産されるようになった。

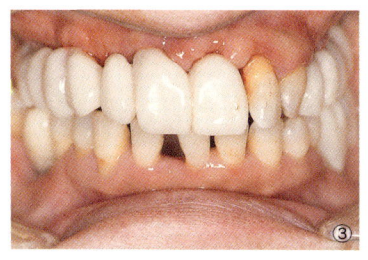

図4-1-9③　プロビジョナルレストレーション装着時の唇側面観。

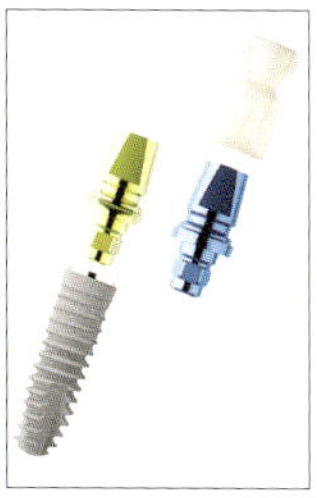

図4-1-10①　フィクスチャーおよびテンプベース。テンプベースは、フィクスチャーに装填された状態でバイアルにパッケージされている。

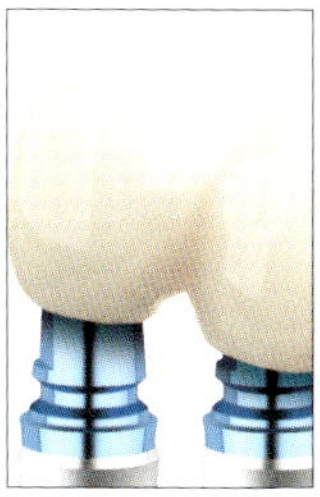

図4-1-10②　テンプベースキャップ。テンプベースに対して適合し、レジンを築盛することでプロビジョナルレストレーションが製作可能である。

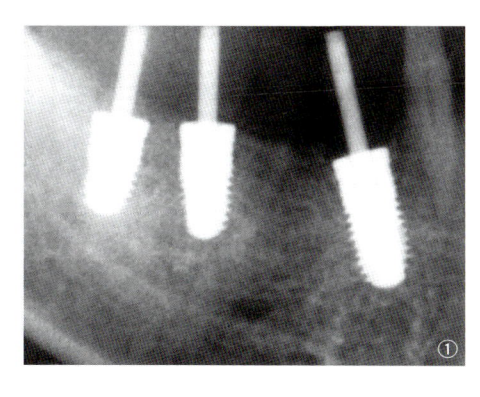

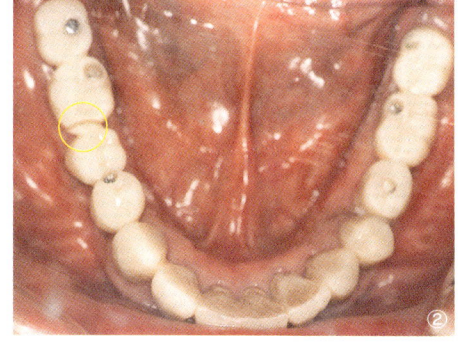

図4-1-11① 図4-1-11②　図4-1-11　平行性のない連結症例のパノラマX線拡大像とプロビジョナルレストレーション咬合面観。ポンティック連結部に破折が生じている。

考慮が必要になってきている。本システムにおいては、2種類のテンポラリーアバットメントが供給されている（図4-1-9、10）。

まずは、前項で記載したエステティキャップである。歯種別にサブジンジバルカントゥアが付与されており、高い審美性が要求される症例において三次元的に自然感のある歯肉形態が再現できる（図4-1-4参照）。また咬合力や、複数回の連結・撤去作業によっても変形しない強度が必要とされる。例えば、上部構造の設計上プロビジョナルレストレーションの段階で連結することの可否を検討することも重要で、図4-1-11に示したように咬合圧下で過剰な圧力が生じている場合には連結部の破損やフィクスチャーとの接合部の変形等が生じる。また、形態不良に伴う食片圧入や頬粘膜・舌の咬傷等の症状は、上部構造の製作における有用な情報となる（図4-1-11）。

エステティキャップは、フィクスチャーに連結し口腔

4章 インプラント審美補綴

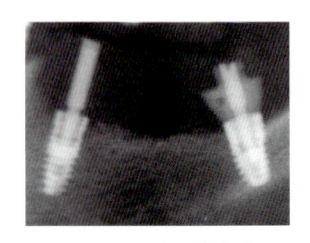

図4-1-12 プロテクト・エステティキャップ双方を使用した症例のデンタルX線写真。

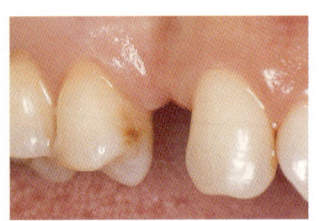

図4-1-13① 4|欠損症例。頬側面観。

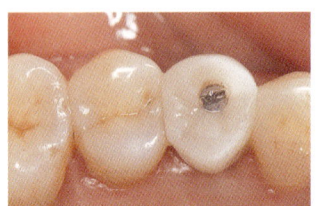

図4-1-13② エステティキャップを使用したプロビジョナルレストレーション。

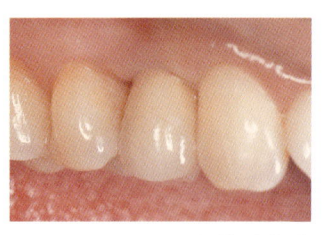

図4-1-13③ 上部構造装着1年後の頬側面観。健康的で自然感のある周囲歯肉が維持されている。

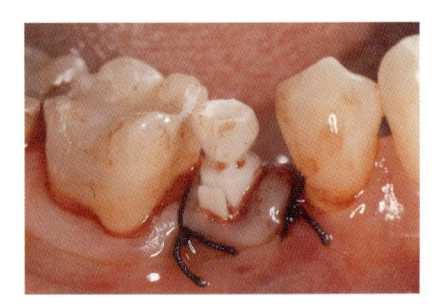

図4-1-14① 二次手術直後のフィクスチャーにテンプベース・テンプベースキャップを連結した状態。

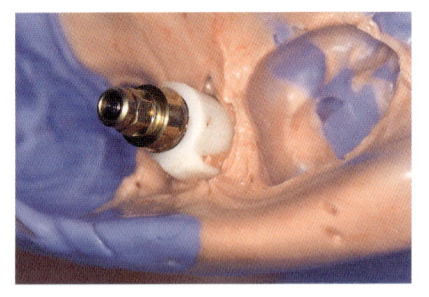

図4-1-14② テンプベースキャップをピックアップした印象面。

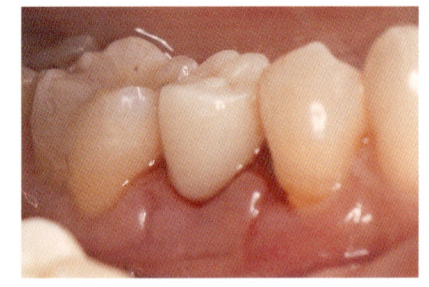

図4-1-14③ ピックアップしたテンプベースキャップを利用して製作されたプロビジョナルレストレーション(二次手術1週後)。抜糸・被覆冠の装着等による出血がみられる。

内で形成することも可能で、あらかじめプロビジョナルレストレーションを製作しておけば二次手術直後に暫間修復処置を行うことも可能である(図4-1-9)。図4-1-9に示した症例には、エステティキャップが開発される前のテンポラリーアバットメントプロテクトが使用されている。これはエステティキャップと比較して強度が低く、加工処理がしづらい欠点があった。エステティキャップにおいてはそれらの欠点が改良され、X線不透過性を有するようになったためプロビジョナルレストレーションの適合性がX線的にも確認できる(図4-1-12)。図4-1-13の症例はCTGやFGGを行っていないが、サブジンジバルカントゥアの形成により、審美的な周囲歯肉が獲得できている。

もう1つは、テンプベースである(図4-1-10)。近年インプラントフィクスチャーを正確に、かつ周囲骨に侵襲を加えることなく埋入するために機械埋入が推奨されている。本システムでは即時修復を行うことも考慮し、パッケージ内のフィクスチャーにテンプベースというプレースメントツールがあらかじめ装填されている。また、テンプベースにはそれぞれのサイズに適合したテンプベースキャップが供給されている。すなわち、埋入したフィクスチャーに装填されているテンプベースをそのままテンポラリーアバットメントとして使用し、テンプベースキャップを用いて簡便かつ短時間で適合性の良いプロビジョナルレストレーションの製作が可能となる。またテンプベースキャップを用いて、印象採得を行いラボサイドでプロビジョナルレストレーションを製作することもできる。即時修復を行うような場合や二次手術後早期にプロビジョナルレストレーションを装着したい場合には有益であろう(図4-1-14)。図4-1-15に示した症例は、即時修復症例であるが、テンプベースとテンプベースキャップがかなり精密な適合性を有することを利用して、可撤性のプロビジョナルレストレーションを製作した。治癒期間において荷重／非荷重の任意の選択が可能で、撤去操作等によるフィクスチャーへの障害をコントロールすることもでき有用である(図4-1-15)。テンプベースは、それ自体に適切なアンダーカットを付与し、レジンを築盛することでスクリュー固定式のプロビジョナルレストレーションに加工することができる(図4-1-16)。本症例のように即時修復や即時

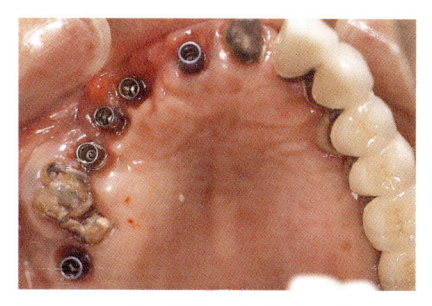

図4-1-15① 埋入されたインプラントフィクスチャー。テンプベースが装填されたままの状態。

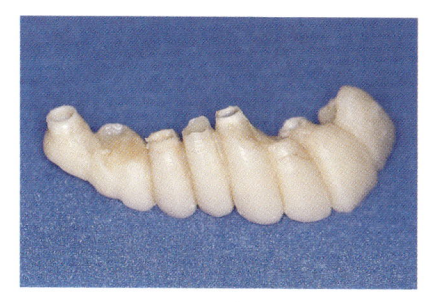

図4-1-15② テンプベースキャップを使用して製作した可撤性のプロビジョナルレストレーション。

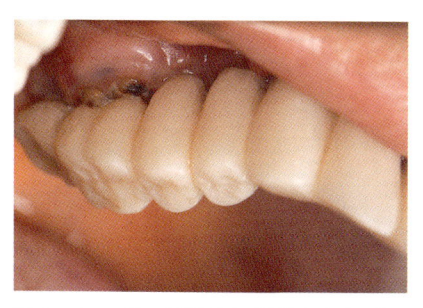

図4-1-15③ 口腔内に装着されたプロビジョナルレストレーション。

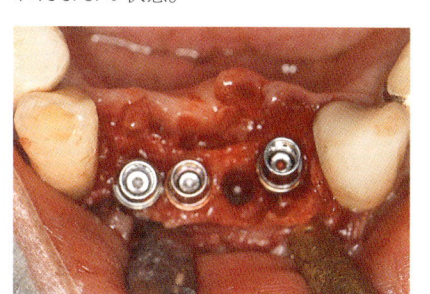

図4-1-16① 埋入直後の状態。

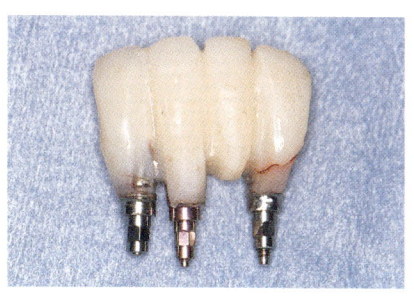

図4-1-16② 連結されたテンプベース利用のプロビジョナルレストレーション。平行性がないため、インターナルヘックス部をコニカルに削合している。

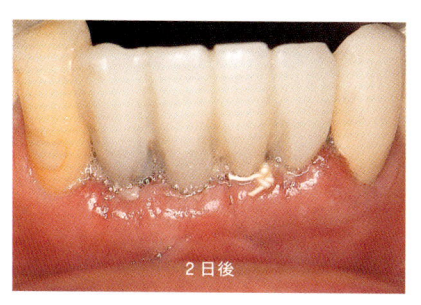

図4-1-16③ 口腔内に装着されたプロビジョナルレストレーション。

荷重の場合には、フィクスチャーの経過を観察する意味からも有益である。前項（1章1.2）でも記述されているが、ザイブシステムのユニークな特徴として直径3.0mmのフィクスチャーが供給されている。その3.0mmのフィクスチャーについては、先に紹介したエステティキャップが生産されておらず、プロビジョナルレストレーション製作時にはテンプベースを用いるよりほかない。いずれにしても、最終補綴を目標として適正に埋入されたフィクスチャーに対して、それぞれの補綴パーツの特徴を生かした使用により、機能的にも審美的にもレベルの高いプロビジョナルレストレーションが行える。すなわち、本治療段階が上部構造製作のための有益な治療ステップとなることが望まれる。

3. 上部構造の製作における補綴コンポーネント

上部構造製作にあたっては、これまでの経過の中で得られた治癒結果や傾向等をできるだけ効果的に反映させるよう努めなければならない。いわばインプラント治療の最終段階であり、もっとも治療効果の期待できるコンポーネントの選択と利用法が必要とされる。この段階での補綴コンポーネントは、ファイナルアバットメントおよびそれらと上部構造との連結あるいは維持パーツ、そして上部構造そのものが含まれる。本稿では上部構造の選択等については言及せず、それぞれの補綴物に対して使用されるアバットメントや連結パーツ等について述べることにする。また、補綴物が患者可撤性か固定性、あるいは術者可撤性に分けて記述した。まず可撤性の場合であるが、通常ファイナルアバットメントとしてはインプラントフィクスチャーに対して維持を求めるためのアタッチメントや連結装置が含まれる。いわゆるデンチャーによる補綴治療では少なくとも2本、通常3本ないし4本のフィクスチャーが埋入されることが多い。したがって、それぞれのフィクスチャーをアルビオラーバー等で連結しそのバーを把持するバーアタッチメントを用いるか（図4-1-17）、連結せずにボールアタッチメントを用いてデンチャーの維持が図られる（図4-1-18）。日本では、マグネットアタッチメントが使用されることも多いようである。いずれの維持装置を用いるにしても、デンチャー症例においてはインプラントが埋入される位置的な要素もあるが、咬合支持の多くは義歯

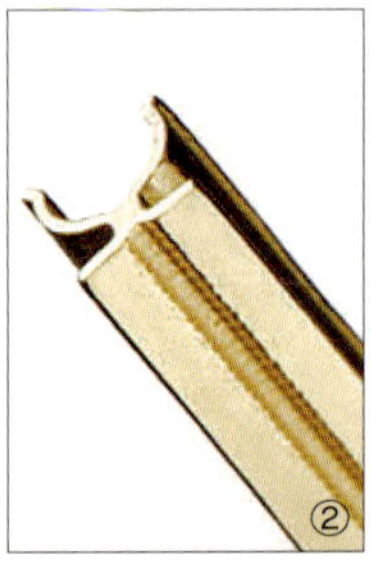

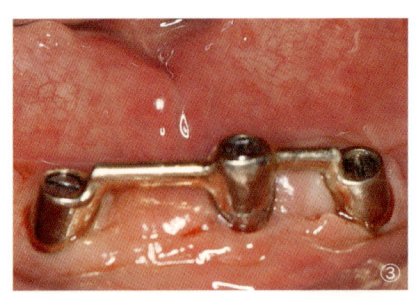

4章 インプラント審美補綴

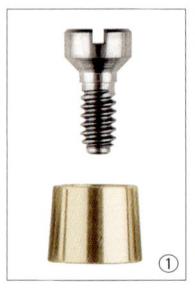

図4-1-17① 図4-1-17② 図4-1-17③

図4-1-17 バーアタッチメント用のゴールドコーピングと使用症例。

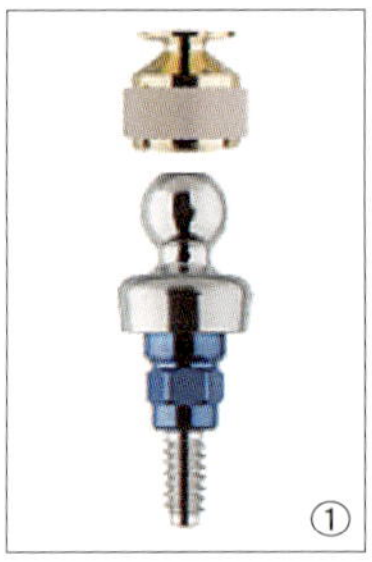

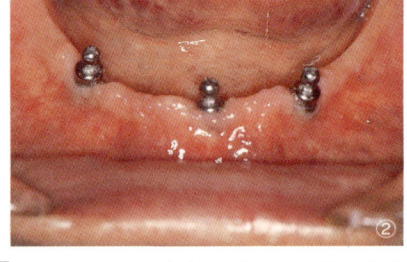

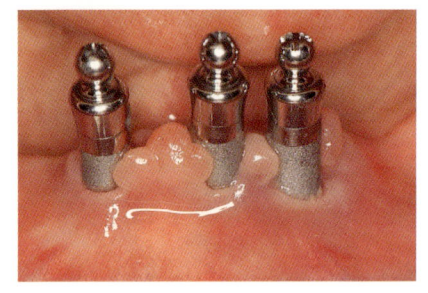

図4-1-18③ ボールアタッチメント使用症例であるが、約3年間リコール管理を怠った結果、極端な骨および歯肉の吸収を起こしている。

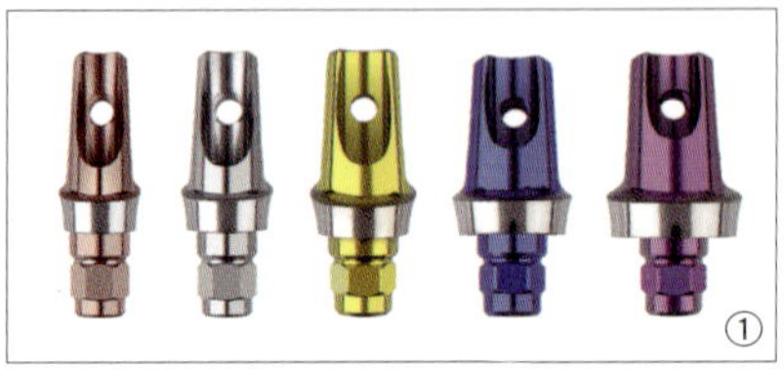

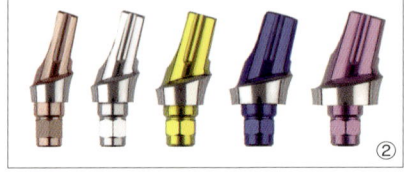

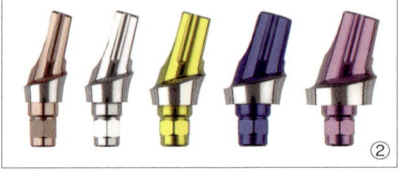

図4-1-18① 図4-1-18② 図4-1-18①、② ボールアタッチメントと使用症例。

図4-1-19① 図4-1-19② 図4-1-19 既製アバットメントのエステティックベース。ストレート(①)と角度付(②)が供給されている。

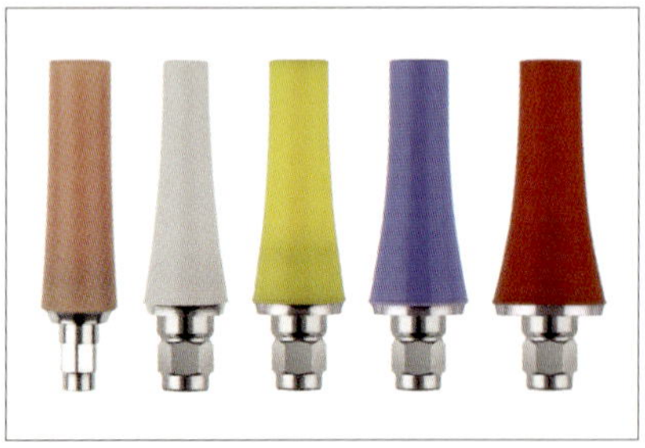

図4-1-20 カスタムアバットメント用のオーロベース。

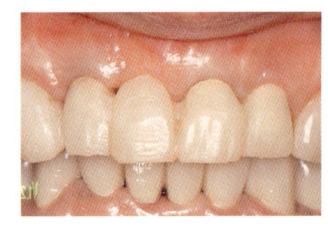

図4-1-21① エステティックベースを用い、プロビジョナルを装着。

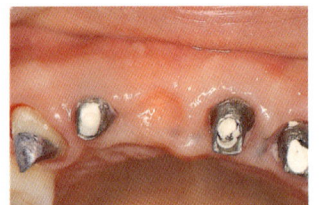

図4-1-21② プロビジョナル装着後約2週の周囲歯肉。オベイトポンティックと歯頸部カントゥアによりエマージェンスプロファイルとわずかな歯間乳頭が形成されている。

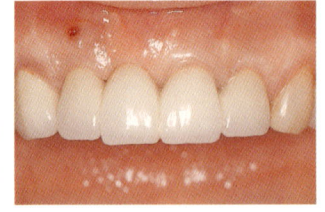

図4-1-21③ 上部構造装着直後わずかに周囲歯肉を圧迫するように製作した。

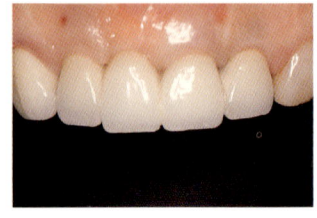

図4-1-21④ 装着後9年が経過した状態であるが、歯間乳頭部でクリーピングが生じ装着当初よりむしろ自然感のある周囲組織が維持されている。

床下粘膜であり従来の義歯治療時の原則は死守されねばならない。すなわち、新義歯装着までの段階で十分な粘膜改造を行っておくことや継続的な粘膜支持の確保である。図4-1-18③の症例のように、維持装置には十分な維持力があるだけに、義歯床の支持力低下はフィクスチャーそのものの安定性に大きく影響を与えるものである。次いで固定性の補綴物の場合であるが、通常、図4-1-19に示した既製のファイナルアバットメントや図4-1-20のカスタムアバットメント用パーツを使用したものが頻用される。いずれのシステムにおいても高い精度で製作され、かなりの強度保証もされている。本システムにおいても同様、他社と比較して長いインサート部を有するため、さらに連結強度が期待できる(図4-1-19)。ただし、フィクスチャーとの連結部の研磨面の

4.1 補綴コンポーネントの選択

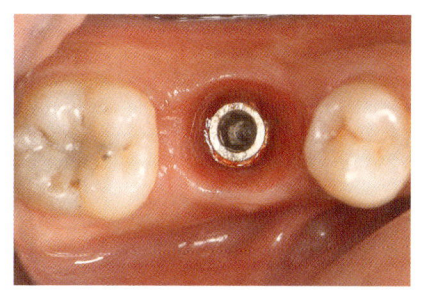

図4-1-22① エスティキャップを使用したプロビジョナルレストレーションにより形成されたサブジンジバルカントゥア。

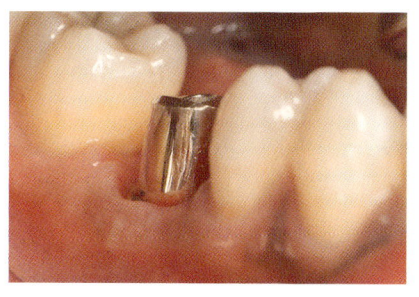

図4-1-22② オーロベースを用い製作したカスタムアバットメント歯冠修復物との接合位置は、臨床的歯肉縁から約1mmに設定した。

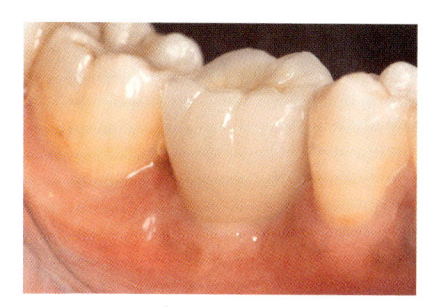

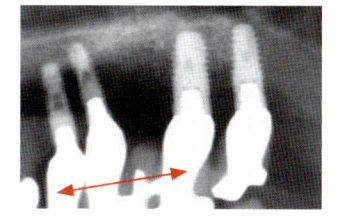

図4-1-22③ 上部構造装着後約2年の状態。

図4-1-23① 平行性のやや欠如したフィクスチャーを連結した症例のパノラマX線写真。

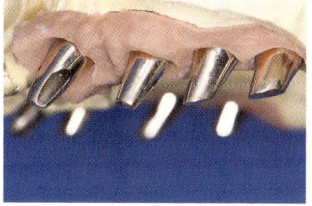

図4-1-23② カスタムアバットメントによりそれぞれの支台歯を平行な状態に改善した。

図4-1-23③ 上部構造の頬側面観。

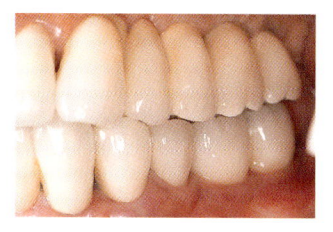

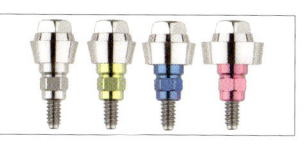

図4-1-24 MPアバットメント。3.4mm～5.5mmのサイズバリエーションが揃っている。また、粘膜貫通部の長さも1mm～5mmで4段階のサイズが揃っている。

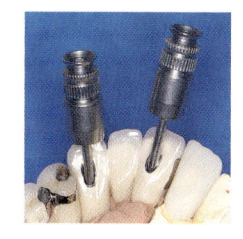

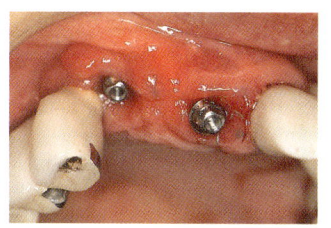

図4-1-25① 大きく平行性を損なった連結症例。

図4-1-25② 被覆粘膜厚の部位差によりサイズ選択を行い、連結部を歯肉縁の位置に揃えている。

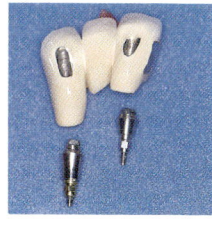

図4-1-25③ MPアバットメントと歯冠修復物は、専用スクリューで連結される。

図4-1-25④ 上部構造装着時の唇側面観。

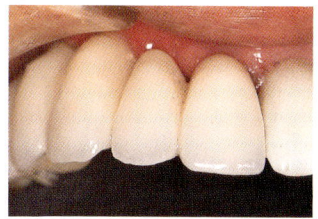

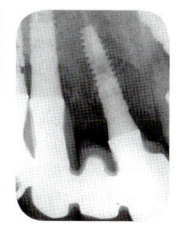

図4-1-25⑤ 当該部デンタルX線写真。連結部の不適合は認められない。

幅が、サイズバリエーションはあるものの調整に限界がありその部分のテーパー度も一定であるため、前述したようなサブジンジバルカントゥアを付与した症例では効果が半減する。よって、臨床的歯肉縁からフィクスチャーとの連結部までの距離が短くサブジンジバルカントゥアを付与していない場合に選択すべきである（図4-1-21）。一方サブジンジバルカントゥアを付与した症例の場合では、形成された周囲歯肉の形態を忠実に再現しサポートするような構造が必要で、UCLAアバットメントに代表されるようなカスタムアバットメントが必要になる。本システムでは、オーロベースというチタンベースのインサートにカスタマイズされたアバットメントが鋳接できる補綴パーツが供給されている（図4-1-20）。

これにより、前記のように予知性の高い粘膜貫通部のコンポーネントが製作可能となる。加えて、この部位において懸念されるセメント溢出による弊害も、適切なマージン位置の設定により回避することができる（図4-1-22）。また、図4-1-19②に示したように既製のアバットメントにおいてもアングルの付与されたものが供給されており、フィクスチャーに対して傾斜の大きい症例や複数のフィクスチャーの連結が必要な症例にも利用可能である（図4-1-23）。また、複数のフィクスチャーの連結症例でなおかつスクリュー固定式の上部構造の場合には、連結部の強度を保証しながら精度高く固定される必要があるためインサート部分を加工することなく固定し、その上に上部構造を固定する様式が望まれる。本シ

67

4章 インプラント審美補綴

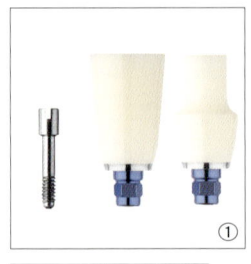

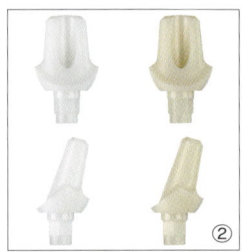

|図4-1-26①|図4-1-26②|

図4-1-26① セラミックアバットメントのセラベース。粘膜貫通部にカントゥアを付与したアナトームも供給されている。

図4-1-26② ジルコニア製のセルコンアバットメント。同素材のクラウン用マテリアルが供給されている。

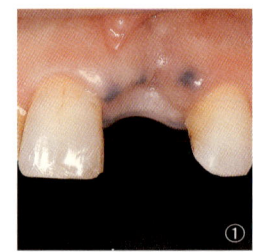

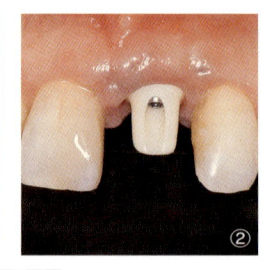

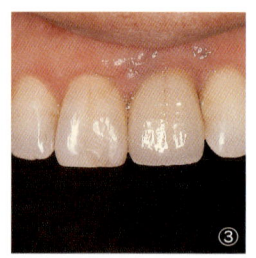

|図4-1-27①|図4-1-27②|図4-1-27③|

図4-1-27① 1 欠損症例。頬側歯槽堤部に陥凹状態が認められる。

図4-1-27② GBR後埋入処置を行い、セルコンアバットメントを使用した。

図4-1-27③ 上部構造装着後約1年経過の状態。周囲歯肉の変色もなく、健康的な状態が維持されている。

|図4-1-28①|図4-1-28②|

図4-1-28① 歯冠高径が低い症例。支台歯高径は不十分でわずかに辺縁性の炎症が伺える。

図4-1-28② 対合歯とのクリアランス不足のため、陶材の破折を防ぐために咬合面付近までメタルコーピング部分が及んでいる。

図4-1-29① エステティキャップを使用したスクリュー固定式のプロビジョナルレストレーション(左)と、セルコンアバットメントを用いた同形式の上部構造(右)。

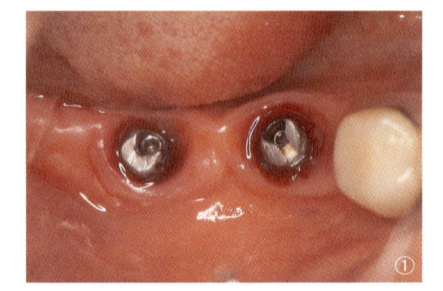

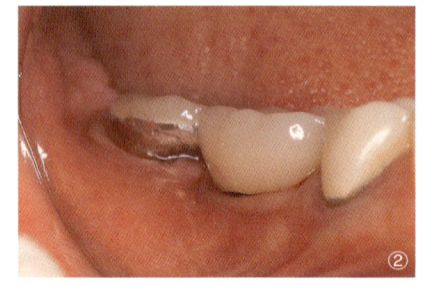

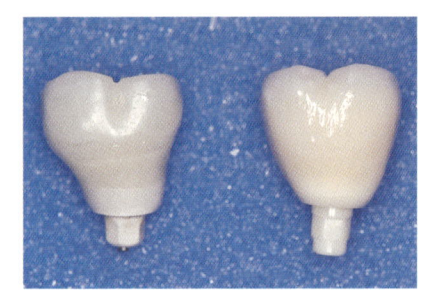

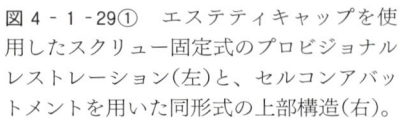

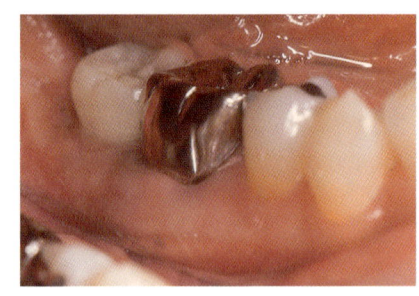

図4-1-29② 口腔内装着状態。歯冠高径が低いことが確認できる。審美性パーツの使用により審美的な外観が得られている。

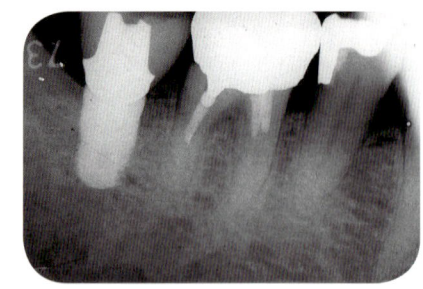

図4-1-29③ X線不透過性素材であるため適合性の確認ができる。

ステムでは、図4-1-24、25に示したMPアバットメントというパーツが供給されており簡便かつ確実に連結修復を行うことができる。ただし、プロビジョナルレストレーションの項でも記載したように連結の可否については十分な考慮が必要である。また、冒頭でも記載したように審美的要求の高まりとメタルフリーの潮流を受け、アバットメントにおいても審美素材を使用する傾向がみられるようになった。本システムにおいては、以前より図4-1-26①に示したセラベースといういわゆるセラミック素材のものが供給されていた。すぐれたコンポーネントではあったが、材料開発の進歩に伴いコスト

パフォーマンスの観点からもジルコニア素材を使用したセルコンアバットメントが開発された(図4-1-26②)。すぐれた強度と臨床使用に耐え得る審美性を有しており、審美修復を必要とするインプラント治療において期待が高まるものである(図4-1-27)。これに関しては、次項に譲ることにする。

また、固定性の補綴物の場合注意が必要なのは、溢出セメントの周囲歯肉に対する影響の問題である(図4-1-28)。セルコンアバットメントは、直接専用陶材を焼成することが可能で、それを利用してスクリュー固定式の審美補綴を行うことができる。したがって、下顎臼歯

4.1 補綴コンポーネントの選択

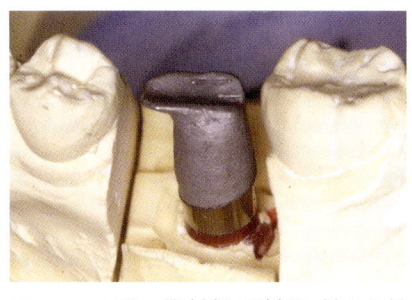

図4-1-30① 陶材部の破折に対する対策としてメタルコーピングに工夫を加えている。咬合力に対する変形を防止するために、咬合面部をテーブル状に仕上げている。

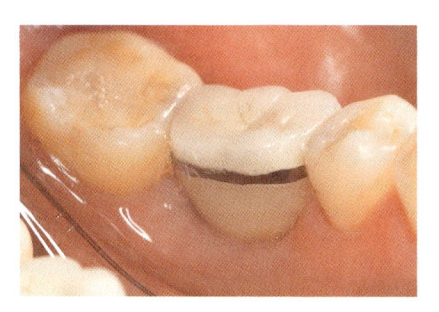

図4-1-30② 口腔内装着状態。舌側面観。わずかにメタルコーピングの一部が確認できる。

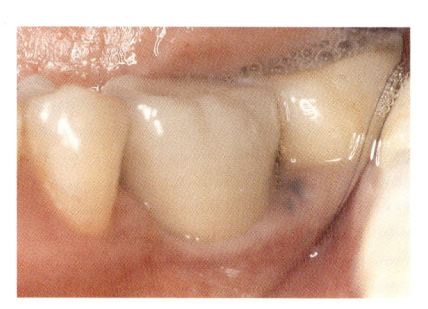

図4-1-30③ 同唇側面観。歯冠長にやや不調和があるものの、審美的外観が得られている。

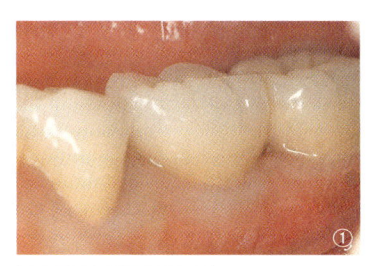

図4-1-31①、② ザイブシステムの前身のフリアリット2を使用した症例。約10年の経過を見るが、自然感のある審美性が保たれている。

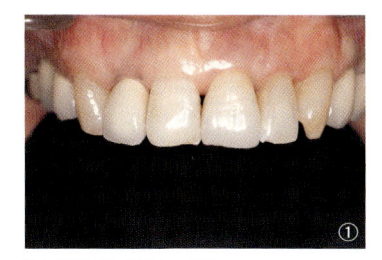

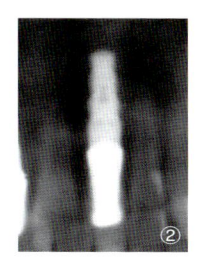

図4-1-32 図4-1-31と同じくフリアリット2症例。最終補綴後約9年の状態であるが、何ら問題を認めない。

部等でよく遭遇する歯冠高径の低い症例に対しても、この方法を応用することでフィクスチャーとの連結部のケアも行いやすく、溢出セメントに対する影響もない審美修復が可能となる（図4-1-29）。ところで、審美歯冠修復法として陶材溶着鋳造冠が頻用されている。この場合の偶発症として前装部のチッピングが挙げられる。材料の性質上やむをえないところがあるが、メタルコーピングの形状を改良し、チッピングの頻度を低下させるよう工夫することも必要である（図4-1-30）。以上のように上部構造製作段階における補綴コンポーネントについて記載してきた。オッセオインテグレーテッドインプラントは、天然歯に比較して著しく動揺しない下部構造である。そのような力学的挙動に差のある両者を長期的に共存させるのがインプラント補綴である。そのため、補綴コンポーネントの扱いについては熟慮が必要と感じている。

3 まとめ

本項には、インプラント治療において長期安定を目指すために数多くある補綴コンポーネントの選択基準やその利用法等について、わずかな症例を例示し記載してきた。結果的には、詳細な結論を提示できたとは思わないが、インプラントシステムのメーカー各社において、より安全確実で精度の高い治療結果が得られるような改良や開発が持続的に行われている。非常に望ましいことである。しかしながら、使用するわれわれ歯科医師がそれらをどれほど使いこなせるかが大きな要素であり、そのためにはそれぞれのコンポーネントの特徴を理解し、従来の補綴治療で厳守すべき原理原則を十二分に考慮することが必要であると考えている。図4-1-31、32に提示した2つの症例はそれなりに患者も術者も満足をした結果が得られている。このような結果には、患者の理解と努力が大きく関わっていることも忘れないようにしたい。最後に本項の執筆にあたり多大なご協力とご理解を頂いた患者各位、ならびにデンツプライ三金（株）と、スカイデンタル（株）代表取締役・角地達男氏に心から感謝の意を表したい。

4.2 ジルコニアアバットメントを用いたインプラント審美補綴

岡崎英起
(Hideki Okazaki)

大阪府開業 岡崎歯科
大阪歯科大学卒業
DEAセミナー講師、大阪SJCD理事、スタディーグループ鶴歯会主宰、日本歯内療法学会会員、国際外傷歯学会会員、日本顎咬合学会認定医、日本歯科審美学会会員、アジア口腔インプラント学会認定医、OJアクティブメンバー

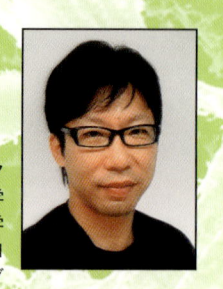

1 はじめに

　近年、靱性が高く軽量なうえに強度をもっているジルコニアが歯科界に限らず注目を集めている。歯科材料としてのジルコニアの利点は上記に加え、審美性、生体親和性が挙げられる。では従来の強度を兼ね備えた酸化アルミナとの違いは、どこにあるのであろうか。筆者は酸化アルミナには乏しい、ジルコニアのすぐれた靱性に注目し臨床で使用している。特に緩衝能力のないインプラントの上部構造(アバットメント、クラウン)にはジルコニアのような靱性が必要と感じる。

2 ケースプレゼンテーション

患者年齢および性別：27歳、男性
主訴：上顎右側中切歯動揺、疼痛
問題点：ディープバイト、パラファンクション

　上顎右側中切歯はスクリューポストを用いた支台により前装冠が装着されていたが、頰側部に歯根破折が認められ、破折片は完全に遊離した状態にあった。また破折線もかなり骨縁下まで達しており、保存不可能と診断。また上顎左側第二大臼歯にも歯根破折が認められ、発達した咬筋やディープバイト等の咬合的要素、そして、パラファンクションの存在が問題点となった。患者は可及的歯質の保存(両隣在歯を削合するブリッジの回避)と審美性を重視した治療を希望したため、抜歯後即時埋入によるインプラント修復が選択された(症例4-2-1〜4)。

　診査の結果、同部頰側は歯根破折のため骨吸収が存在し、埋入前骨造成術適応とも思われた。しかし、患者の治療時間の短縮、骨造成術の負担を考慮し抜歯後即時埋入を選択した。審美的要求を叶えるため抜歯前に上顎右側中切歯のエクストルージョンを行い、同部歯肉レベルを歯冠側に約2mm移動させ軟組織を引き上げた(症例4-2-5)。

　骨、歯肉のダメージが極力少なくなるよう注意深く抜歯し、抜歯窩形態を精査すると、唇側歯槽骨縁は裂開を呈し、最深部は唇側歯肉縁より9mm縁下に位置していた(症例4-2-6)。

　そこで、唇側にスペースを設けて口蓋側に埋入し、唇側歯肉にエンベロップを形成、骨の裂開形態に合わせてトリミングした吸収性膜を挿入、設置した。唇側の間隙には骨補填材を填入して、コラーゲンスポンジで被覆し、ハイポリッシュされたオベイトポンティック下部にて封鎖した(症例4-2-7〜13)。症例4-2-14は埋入後X線写真。

　埋入3ヵ月後にテンプベースを用いたプロビジョナル

4.2 ジルコニアアバットメントを用いたインプラント審美補綴

症例 4-2　唇側骨板欠損に対して抜歯後即時インプラント埋入を行った症例

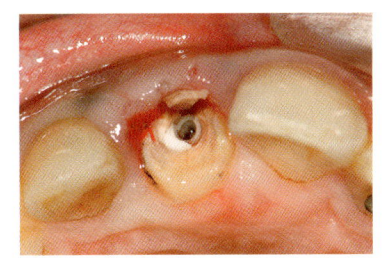

症例 4-2-1　初診時口腔内写真。

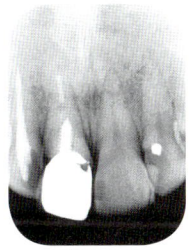

症例 4-2-2　初診時デンタルX線写真。

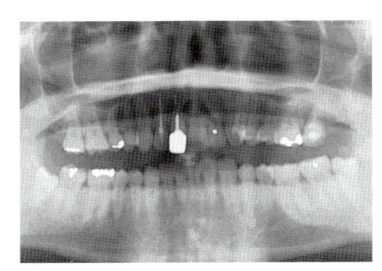

症例 4-2-3　初診時パノラマX線写真。

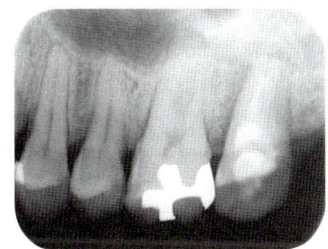

症例 4-2-4　上顎左側第二大臼歯のデンタルX線写真。

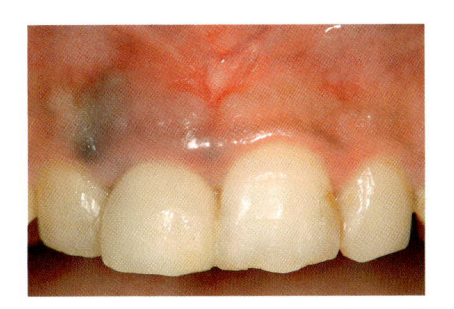

症例 4-2-5　抜歯後即時埋入後の歯肉の退縮を考慮しなければならない。そのため、軟組織を含め上顎左側中切歯の歯頸線と当該歯を比較し、歯冠側に2mm挺出させる。

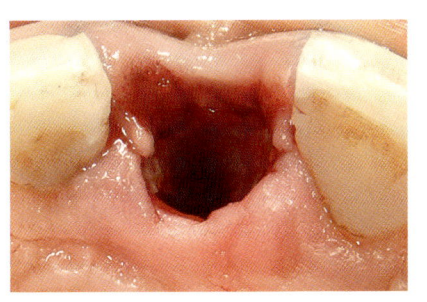

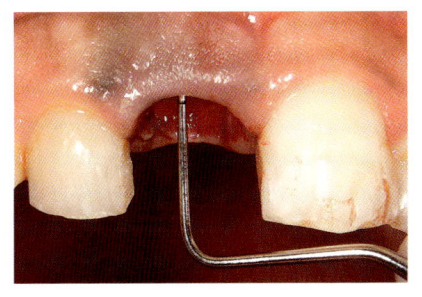

症例4-2-6a｜症例4-2-6b

症例 4-2-6　抜歯窩および周囲軟組織をできるだけ損傷しないように注意深く抜歯を行う。唇側歯槽骨縁は裂開を呈し、最深部は唇側歯肉縁より9mm縁下に位置していた。

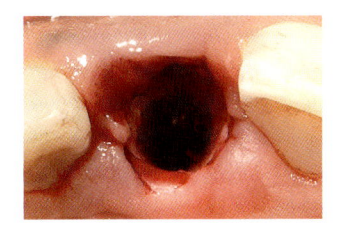

症例 4-2-7　抜歯後、唇側骨の吸収量を考慮して、少し口蓋側寄りにインプラント窩を形成する。

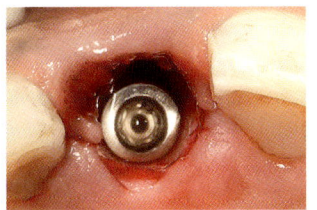

症例 4-2-8　ザイブインプラント直径4.5mm、長さ13mmのサイズを埋入する。

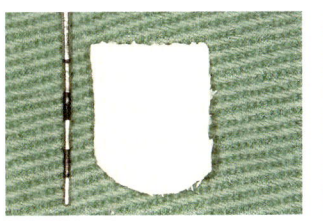

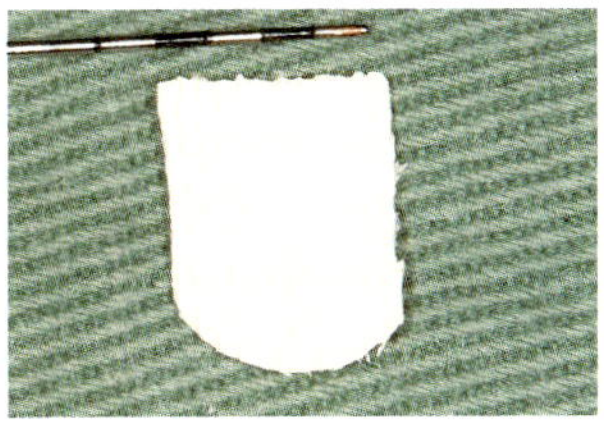

症例4-2-9｜症例4-2-10

症例 4-2-9、10　唇側骨の裂開を覆うことができるサイズに吸収性膜をトリミングする。膜が小さすぎると裂開部を覆えないので、骨のボリュームを維持できないが、大きすぎると唇側歯肉への血流が遮断されるので、治癒を妨げることになる。

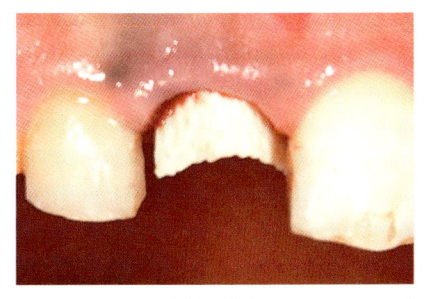

症例 4-2-11　唇側歯肉にエンベロップを形成し、トリミングした吸収性膜を注意深く慎重に挿入する。

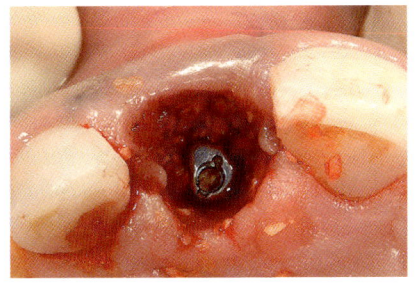

症例 4-2-12　吸収性膜を挿入・設置後、唇側のスペースに骨補填材を填入する。この時、あまり骨補填材の充填密度を上げないことが重要である。

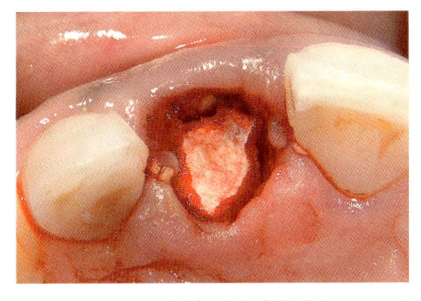

症例 4-2-13　上皮の治癒促進のためにコラーゲンスポンジで抜歯窩を覆い、その後、ハイポリッシュされたオベイトポンティック下部にて封鎖する。

71

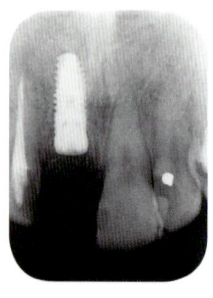

4章 インプラント審美補綴

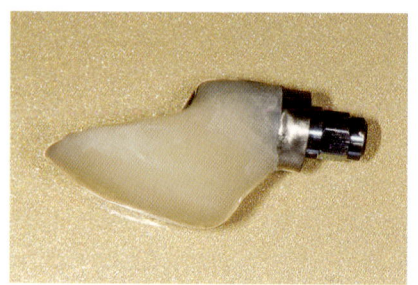

症例4-2-14 インプラント埋入時のデンタルX線写真。

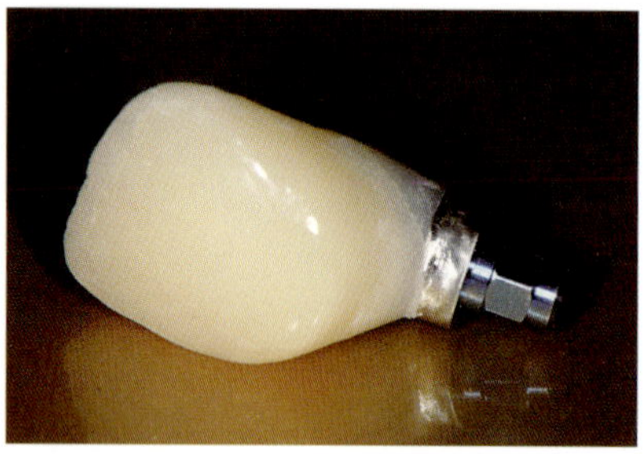

症例4-2-15 | 症例4-2-16

症例4-2-15、16 テンプベースをサンドブラスト処理しメタルプライマー塗布後、即時重合レジンを盛り付け、プロビジョナルレストレーションを製作する。

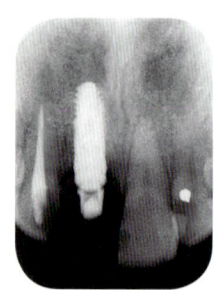

症例4-2-17 埋入後、約3ヵ月でプロビジョナルレストレーション装着時のデンタルX線写真。

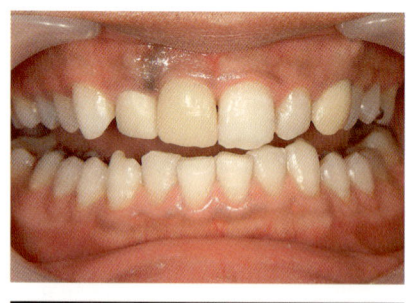

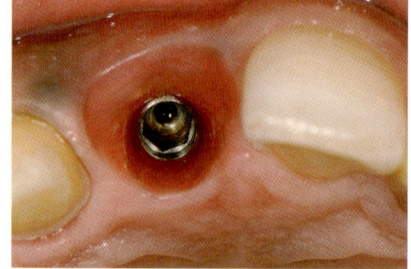

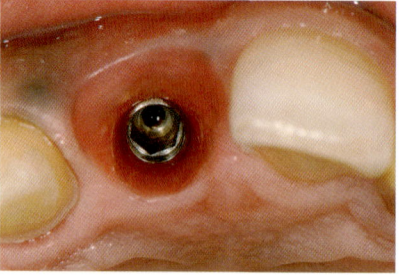

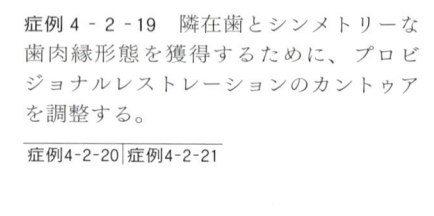

症例4-2-18 | 症例4-2-19

症例4-2-18 インプラント部の治癒期間中に他部位の治療、またはホワイトニング等を行う。

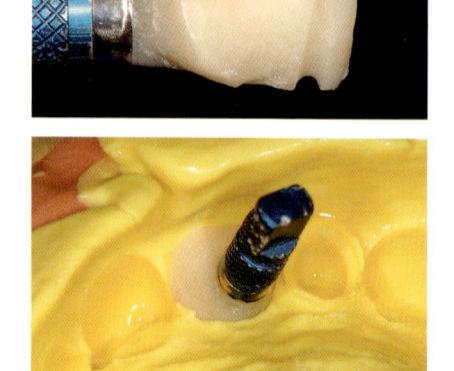

症例4-2-19 隣在歯とシンメトリーな歯肉縁形態を獲得するために、プロビジョナルレストレーションのカントゥアを調整する。

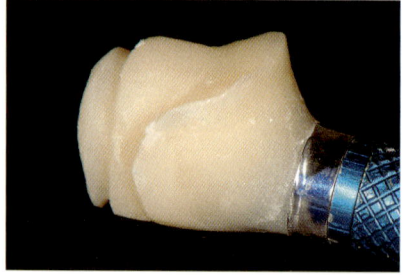

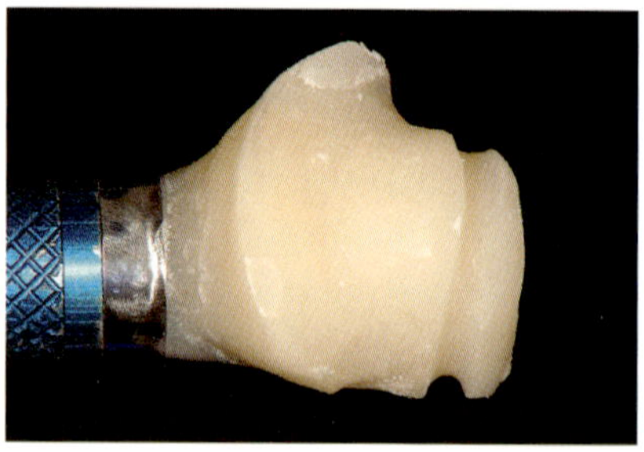

症例4-2-20 | 症例4-2-21

症例4-2-20、21 プロビジョナルレストレーションで獲得した歯肉形態を、そのまま模型に写すことを目的に、印象用コーピングをカスタムメイドする。

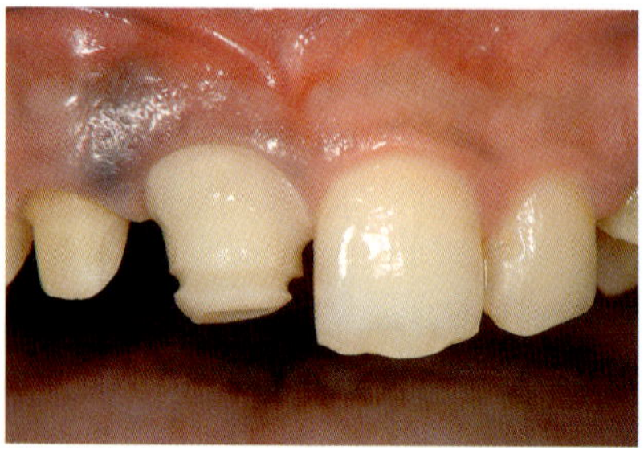

症例4-2-22 | 症例4-2-23

症例4-2-22 カスタムメイドされた印象用コーピングを装着した口腔内写真。隣在歯との歯頸線がシンメトリーになっている。

症例4-2-23 通常どおり、シリコーン印象材を用いて印象採得を行う。

　レストレーションを装着した。極力、歯肉を圧迫しないカントゥアとし、歯肉縁付近からは隣在歯と同様の形態を与えた（症例4-2-15～17）。

　2ヵ月後、インプラント周囲粘膜が治癒し隣在歯とシンメトリーな歯肉縁形態が獲得できたところで、最終補綴のための印象採得を行う（症例4-2-18、19）。

　本症例のように歯肉形態の再現がきわめて重要である審美領域においては、適切な印象用ツールの選択が必要になる。そこでテンプベースを装着し周囲に即時重合レジンを流し込み、歯肉を内側からサポートできる印象用コーピングをカスタムメイドで製作し、現在の歯肉形態を、そのまま再現できるように印象採得を行う（症例4-2-18～23）。

　アバットメントの選択であるが、上部構造をジルコニアクラウンで製作する予定なので、オールセラミックスの透明感が損なわれず、歯肉に対してメタルシャドウが出ないセルコンアバットメントを選択することとした（症例4-2-24、25）。

4.2 ジルコニアアバットメントを用いたインプラント審美補綴

症例4-2-24｜症例4-2-25

症例4-2-24、25　強い靭性を持ったジルコニアアバットメントをカスタムメイドする。埋入位置が適切であったため、補綴物を理想的な形態に仕上げることができた。

症例4-2-26｜症例4-2-27

症例4-2-26、27　現在、筆者はすべてのオールセラミッククラウンを使用するとき、カットバックデザイン後、ダブルスキャニングにてコーピングを製作している。

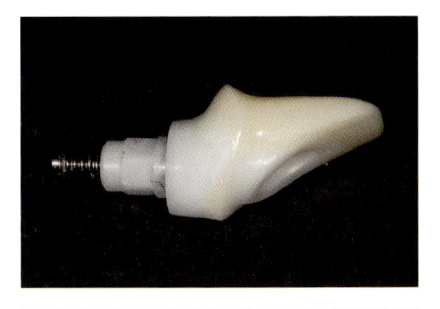

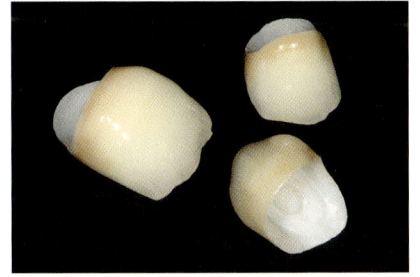

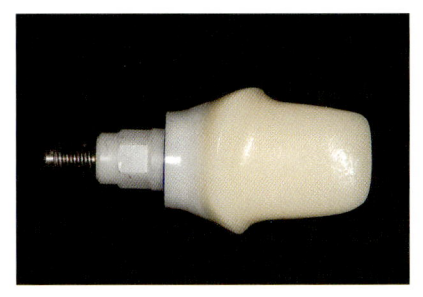

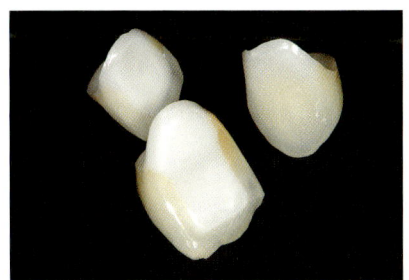

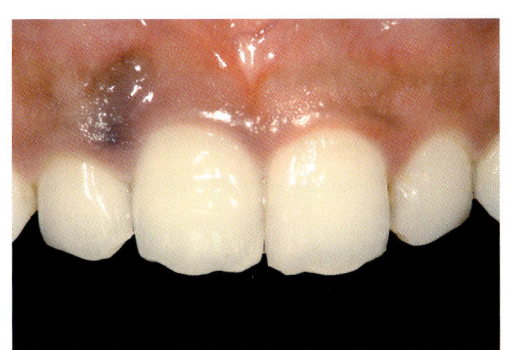

症例4-2-28　上部構造装着時の口腔内写真。

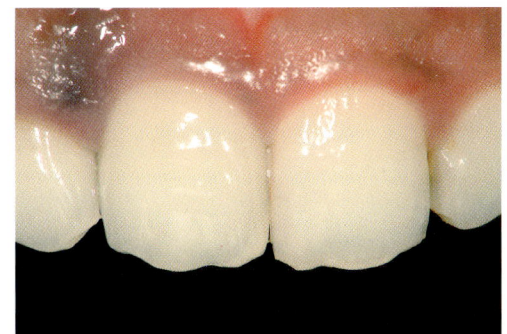

症例4-2-29　隣在歯とジンジバルレベル、歯冠形態、色調がシンメトリーな関係。

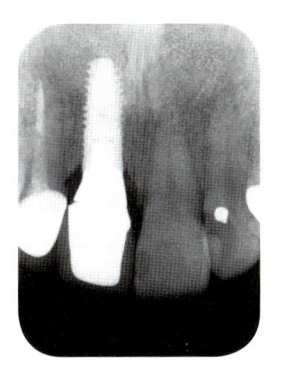

症例4-2-30　術後デンタルX線写真。

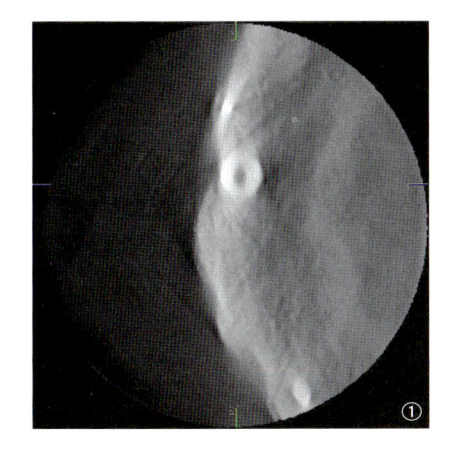

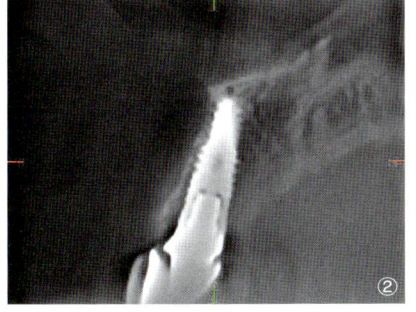

症例4-2-31①｜症例4-2-31②｜症例4-2-31③

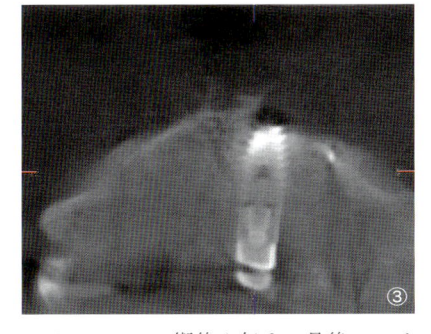

症例4-2-31　術後1年6ヵ月後のマイクロCT写真。インプラントを抜歯後即時埋入する場合、術後のインプラント唇側骨量の維持が重要になる。その確認には、このようなCT撮影が有用である。

　当患者の強い咬合力を考慮し、ジルコニアクラウンのコーピングはダブルスキャニングを行い、強度を持たせる。上顎右側側切歯、左側犬歯も感染根管治療後、グラスファイバーによるコンポジットレジン築造を行い、インプラント部と同様、ジルコニアクラウンを装着した。

完成したジルコニアクラウン（症例4-2-26、27）と、術後写真を示す（症例4-2-28～30）。
　術後1年6ヵ月後のCT（コンピュータ断層撮影）画像においても唇側骨板は安定しており、歯肉縁形態にも変化なく周囲組織と調和がとれている（症例4-2-31）。

3　考察

　本症例の理想的治療計画は、矯正治療による咬合改善後の修復処置である。しかし、矯正治療が受け入れられなかったので咬合状態の改善はできず、現在の生理的咬合状態を維持しての修復処置となった。また、問題点としてパラファンクションが存在している。これらの対応として、日中は自己暗示療法、夜間はナイトガードを装着してもらうよう、指導している。術後3年が経ち、今のところ問題なく経過しているが、今後の注意深い咬合状態を含めたメインテナンスが必要であるのは言うまでもない。

　審美領域に対するインプラント治療においては、予知性と長期安定性に加え、その治療過程で患者の不安と精神的苦痛をどう緩和するかも重要な課題である。抜歯後即時埋入は患者にとって低侵襲であり、治療期間を短縮するなど、患者への多くの負担を解消することができる有用な術式である。しかし埋入位置の正確性、治癒後の唇側骨板、歯肉縁形態の予知性や安定性は困難を伴い、適応症が限定されるので、術前の慎重な診断能力と的確なテクニカルスキルが求められる。抜歯後即時埋入を行う場合、まず初めにキーポイントとなるのは初期固定である。ザイブインプラントシステムは良好な初期固定が得られるため、不利な抜歯窩形態であっても確実なオッセオインテグレーションが期待でき、またプロビジョナルレストレーション、印象採得などの過程においても多くのパーツが存在するので、軟組織形態を損なうことなく治療を行うことができる。

　そしてアバットメントも、本症例においてはジルコニアアバットメントを使用したが、他にも信頼性のある多くのパーツが用意されているので、各症例により適正なものを選択することができる。また、現在脚光を浴びている「プラットフォームスイッチング」も可能であり、軟組織ボリュームを確保、安定した生物学的幅径を維持することが可能である。これもザイブインプラントシステムの大きな利点の1つであると考えられる。

5

低侵襲治療を達成するための
プラットフォームシフティング

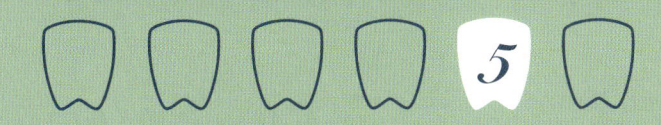

加藤仁夫
（日本大学松戸歯学部口腔顎顔面インプラント学　准教授）

田中譲治
（千葉県開業）

5.1 長期安定性を維持するためのプラットフォームシフティングの考察

加藤仁夫
(Takao Kato)
日本大学松戸歯学部口腔顎顔面インプラント学　准教授
日本大学松戸歯学部付属病院口腔インプラント科　科長
日本大学松戸歯学部卒業
日本口腔インプラント学会指導医・専門医

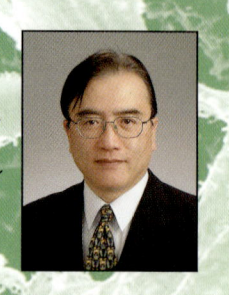

1　プラットフォームシフティングとは

　プラットフォームシフティングとはLazzaraら[1]が提唱するPlatform Switching Theoryの同義語で、近年たいへん注目を浴びている概念である。従来の2回法インプラントの場合、補綴処置後にインプラント周囲の歯槽骨頂レベル（以下骨レベル）に変化が生じ、骨レベルは補綴処置後1年で、インプラント-アバットメント接合部（以下IAJ）から根尖側へ1.5〜2.0mm（歯槽骨頂から2〜3mm）の所へ変化するといわれており[2]、特にプラットフォームとアバットメントが同径の場合はほとんどのケースで起こる生理的な反応とみられる（図5-1-1）。また変化量自体は埋入時の歯槽骨頂とIAJとの位置関係に影響を受けるといわれている[3,4]。

　1991年に3i社は直径4.1mmの標準径のインプラントに加え、5mmと6mm径のワイドプラットフォームのインプラントを販売したが、アバットメントを標準径のものを使用した場合には骨レベルに変化が少ないことが着目され、Platform Switching Theoryと命名された（2006）[1]。すなわちインプラントのプラットフォームとアバットメントの径を変え、段差をつけると骨吸収を防ぐ作用があることがわかった（図5-1-2）。

　アンキロスインプラントは1985年の開発当時からこの点に注目し、プラットフォームとアバットメントの接合部の径を変え、プラットフォームを骨レベルより深く埋入することにより、長期にわたる高い組織安定性を誇ってきた（図5-1-3）。

2　骨レベルの変化の理由

　2回法インプラントにおける上部構造装着後の骨レベルの変化については、多くの報告がある。

①インプラント頚部が広がっている形状の場合は咬合圧がインプラント歯冠側皮質骨部に集中し、骨吸収が生じる（図5-1-4）[5]。
②炎症により骨レベルに変化が生じる。これはIAJの上方と下方の2ヵ所で起きる。上方は歯肉溝のプラーク由来の炎症で、下方はIAJにおけるマイクロギャップ由来の炎症が原因になっている（図5-1-5左図）[6,7]。IAJを内方（中心部）に移動させることにより、IAJに由来する炎症を抑えられ、骨吸収を70%減少させることができた（図5-1-5右図）[8]。
③埋入時のプラットフォームの位置を骨内にしても、骨は標準埋入と同様のレベルまで吸収する[9,10]。

5.1 長期安定性を維持するためのプラットフォームシフティングの考察

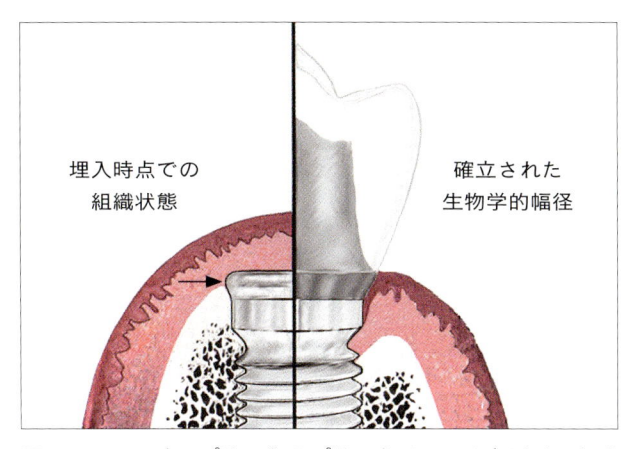

図5-1-1　インプラントのプラットフォームとアバットメントの径が同じ2回法インプラントでは、埋入深さは歯槽骨頂とカバースクリュー頂部の位置が一致するように設定されている（矢印）。軟組織で閉鎖されているときは骨レベルに変化はみられない（左図）。上部構造装着後1年で骨レベルは変化し、根尖側に2〜3mm程度吸収する（右図）。文献1より引用改変。

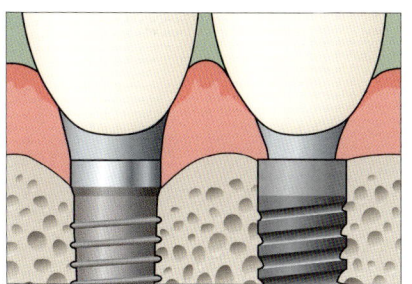

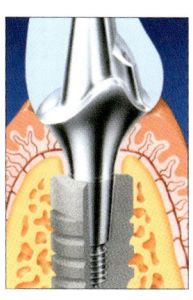

図5-1-2　図5-1-3

図5-1-2　プラットフォームとアバットメントの径が同じ場合は骨吸収を起こす（骨レベルが下がる）（左図）が、径を小さくすることにより骨吸収を防ぐことができる（右図）。

図5-1-3　アンキロスインプラント埋入状態の模式図。アンキロスインプラントの場合はプラットフォームとアバットメントの接合部の径を変え、プラットフォームを骨レベルより深く埋入することによりプラットフォーム上に骨が新生し、辺縁封鎖性が良くなるため、長期にわたり高い組織安定性が得られる。

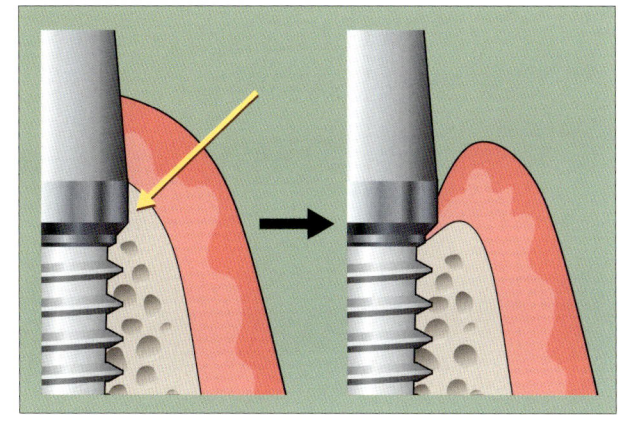

図5-1-4　応力集中説：ネック部（頸部）が拡がっている場合（→）、咬合圧が歯冠側皮質骨に応力が集中し、骨吸収が起こる。文献11より引用改変。

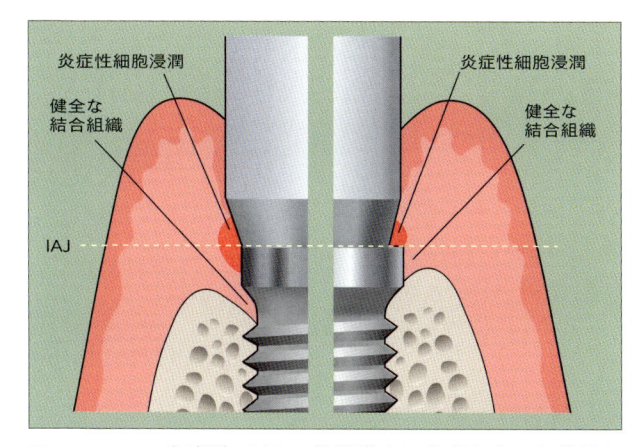

図5-1-5　炎症説：IAJの軟組織内に炎症が生じた結果として骨吸収が起こる（左図）。インプラント周囲に2ヵ所の炎症領域を認めた（歯肉溝のプラーク由来、アバットメント由来）。右図のようにIAJを内方（中心）に移動させ、IAJに由来する炎症を抑えることにより、70%骨吸収を防ぐことができた。

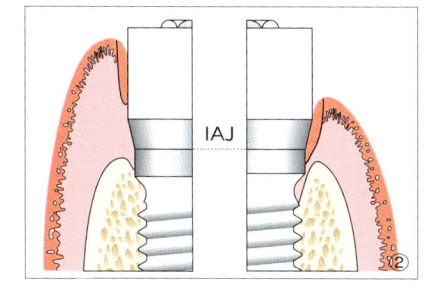

図5-1-6①　図5-1-6②

図5-1-6　生物学的幅径説：すべての歯科用インプラント周囲には生物学的幅径が存在する。インプラントが上皮を貫通する場合には一定の幅が必要で、粘膜が薄い場合には骨を吸収し、上皮を獲得する。①歯肉貫通直後、②歯肉貫通1年後。文献12より引用改変。

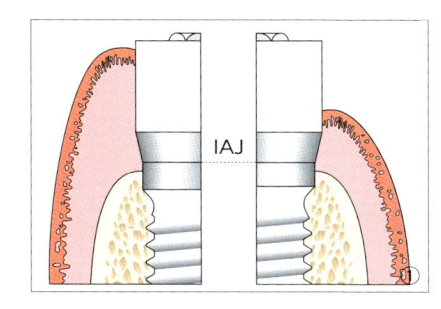

④インプラントの生物学的幅径に関する報告は多数あり、それによるとすべての歯科用インプラントにおいてインプラント周囲組織には生物学的幅径が存在し、インプラントが歯肉を貫通する場合には一定の幅の上皮が必要であり、上皮が薄い場合には骨が吸収して一定の厚さを確保する（図5-1-6）。2回法インプラントにおいては、生物学的幅径は2ヵ所で生じる可能性がある。1ヵ所は上記の上皮を貫通する部位であり、も

5章　低侵襲治療を達成するためのプラットフォームシフティング

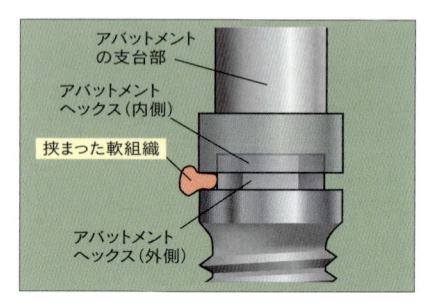

図5-1-7　アバットメントの度重なる着脱がインプラント周囲に付着する軟組織に損傷を与え、炎症を引き起こす。エクスターナルヘックスでは、特にIAJ部で軟組織が挟まりやすい。

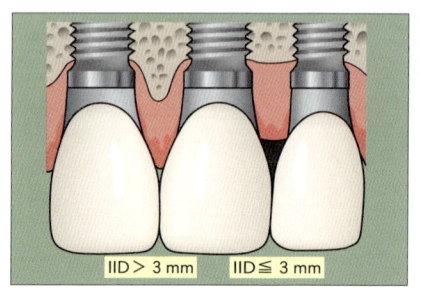

図5-1-8　隣接するインプラント間の距離(IID)が3mm以下の場合は垂直的骨吸収と水平的骨吸収が重なり、いわゆる歯間乳頭部が形成されないため、ブラックトライアングルが生じやすくなる。

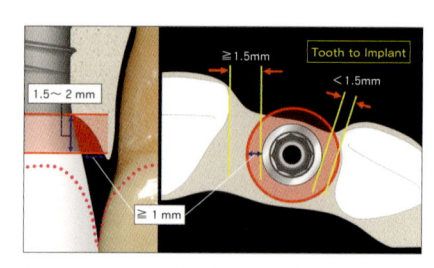

図5-1-9　生物学的幅径は垂直方向のみならず、水平方向にも起こる現象である。文献14より引用。

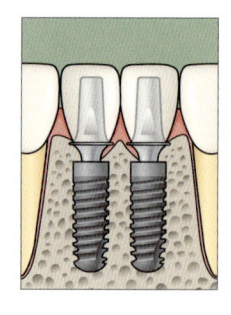

図5-1-10　プラットフォームシフティングは骨吸収を最小限に抑えることができるため、インプラント間の距離がなくてもいわゆる歯間乳頭が形成される。

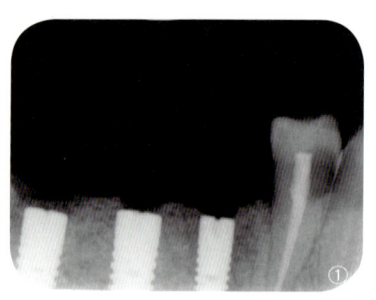

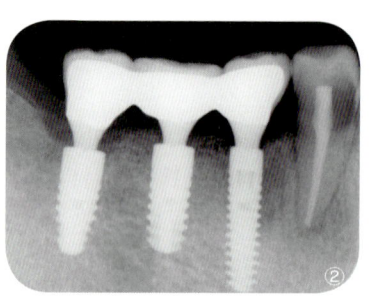

図5-1-11①　図5-1-11②　図5-1-11　埋入時(①)と上部構造装着後3年(②)の平行法X線写真。インプラント間の骨は保たれ、プラットフォーム上に骨新生がみられる。生理的な骨吸収がみられないため、短いインプラントでも有効な生体力学的支持が得られる。

う1ヵ所はIAJである。

⑤IAJから0.5mm以内までインプラント表面にサンドブラスト処理、酸エッチング処理を行っても骨レベルの変化は機械研磨表面同様、ほぼ2mmで一定であった[10]。

⑥アバットメントの度重なる着脱によりインプラント周囲に付着する軟組織が損傷を受け、炎症を引き起こす(図5-1-7)[13]。すなわち二次手術、上部構造印象、上部構造装着など3回以上の着脱が必要で、そのつどプラットフォームとアバットメントで軟組織を挟む可能性がある。

このように諸説あるが、この骨レベルの変化は二次手術後、インプラントの荷重の有無にかかわらず多くのインプラントで生じ、さらに咬合によりIAJにマイクロムーブメントが起こり、度重なるアバットメントの着脱によるインプラント周囲軟組織の損傷で骨吸収が増大していくなど、IAJを起点にした生物学的幅径が生じた結果であると考えられている。

3　プラットフォームシフティングの臨床的意義

生物学的幅径は垂直方向のみならず、水平方向にも起こる現象で、2本のインプラントを互いに近接して埋入したとき、インプラント間の骨にはIAJより先端方向へと吸収が起こり、インプラント間乳頭を減少させ、ブラックトライアングルなどにより審美性に影響を及ぼす(図5-1-8、9)。その点プラットフォームシフティングはこの生理的吸収を抑え、インプラント間乳頭を支持する骨を維持できることから、審美的問題、発音障害および側方食片圧入を避けるのに役立つ(図5-1-10)[15,16]。また、解剖学的理由により残存骨量が不足した場合に、プラットフォームシフティングは骨吸収を最小限にするなどして、インプラントで活用できる生体力学的な支持を増加させている(図5-1-11)。

5.1 長期安定性を維持するためのプラットフォームシフティングの考察

図5-1-12|図5-1-13

図5-1-12 セルフロック・テーパー接合：インプラントとアバットメントが一体化するセルフロック・テーパー接合のため、マイクロムーブメントを抑制する。このテーパー接合により外部からIAJ下部の空隙への細菌侵入を防ぎ、逆にアバットメント連結時に起こりうる空隙部からの汚染物の侵出をも防ぐことができる。そのため、IAJが細菌感染の温床にならない。

図5-1-13 アンキロスインプラントのカバースクリューは出荷時からインプラントに装着されているため、IAJ下部の空隙（矢印）が汚染されることはない。

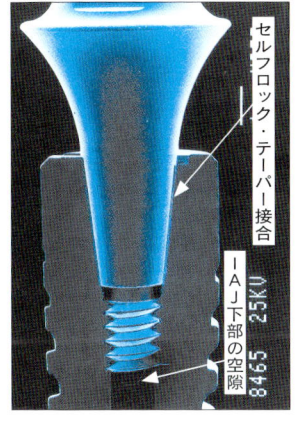

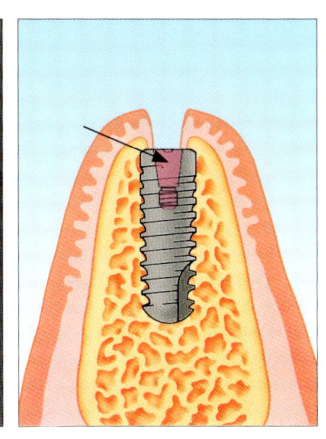

4 アンキロスインプラントにおけるプラットフォームシフティングによる効果

「TissueCare Concept」は、長期的な組織安定のために要求されるべき要素を抽出し、すぐれたインプラントシステムの選択基準として再定義したものである。なかでもアンキロスインプラントにおけるプラットフォームシフティングは、他のインプラントシステムには類をみないすぐれた機能とデザインを有している。Nentwigらが提唱する「TissueCare Concept」の他にも、筆者がすぐれていると思う点を以下に述べる。

1. セルフロック・テーパー接合：インプラントとアバットメントが一体化するセルフロック・テーパー接合が、マイクロムーブメントを抑制する。すなわち、まるでワンピースインプラントであるかのような機構のため、2回法インプラントの欠点である生物学的幅径の起点にはならない。また他のインプラントシステムで起こるIAJの間隙やアバットメントを固定するスクリューの間隙は細菌感染の温床になり重大な問題であるが、アンキロスインプラントにおけるテーパー接合の間隙は細菌の大きさより小さいためにIAJ下部の空隙に細菌が侵入できないだけでなく、アバットメント連結時に付着した汚染物質も空隙内から侵出できないためインプラント周囲炎の原因にならない（図5-1-12）。

2. カバースクリュー内蔵：アンキロスインプラントのカバースクリューはすでに装着済であるため、一次手術時に装着操作を省けるだけでなく、IAJ下部の空隙の汚染を防げる（図5-1-13）。

3. プラットフォーム上の骨新生：アンキロスインプラントのプラットフォームシフティングのもっとも大きな特徴は、プラットフォーム上に骨新生がみられることである。他のシステムにおけるプラットフォームシフティングの効果は単に垂直方向の骨吸収を防ぐだけのことであるが、アンキロスインプラントではプラットフォーム上にも骨添加がみられ、長期間安定した状態が保たれる。これはマイクロギャップとマイクロムーブメントのないテーパー接合、咬合圧をインプラント頸部でのみ負担しないストレート形態と独特なスクリュー形態のインプラントデザイン、プラットフォーム上まで表面処理を施してあること、二次手術時の侵襲が少ないこと、アバットメントの着脱の際に歯肉や骨膜へ損傷を与えず、連結位置の再現性が容易なテーパー形態などによるものである（図5-1-14、15）。

4. アバットメント頸部の形態と径：アンキロスインプラントのアバットメントの径は、インプラントの径にかかわらずIAJにおいてわずか直径2.5mmである。そのためトップダウントリートメントにあわせた埋入が可能である。図5-1-16①のように天然歯と埋入位置とで骨高径にギャップがある場合、多くのインプラントシステムでは天然歯に近接した部位の骨を削除して埋入せざるを得ない。たとえ埋入できてもアバットメントが隣在歯側の骨に当たり、連結できないことがあるからである（図5-1-17、18）。またIAJによる骨レベルの変化によって天

5章 低侵襲治療を達成するためのプラットフォームシフティング

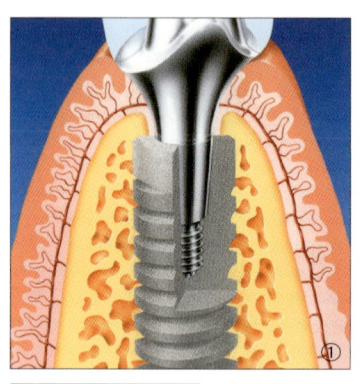

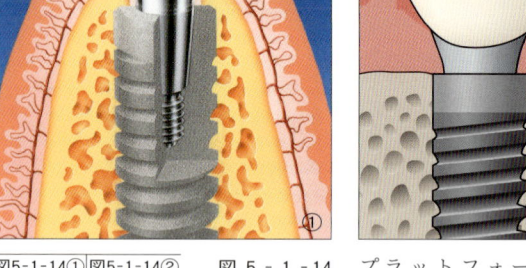

図5-1-14① 図5-1-14② 図 5-1-14 プラットフォーム上の骨新生：アンキロスインプラントのプラットフォームシフティングのもっとも大きな特徴は、プラットフォーム上に骨新生がみられることである（①）。他のシステムにおけるプラットフォームシフティングの効果は単に垂直方向の骨吸収を防ぐだけのことである（②）。

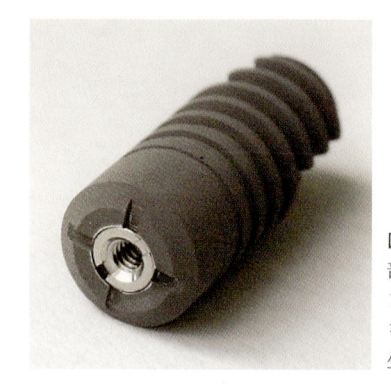

図 5-1-15 スクリュー部のみならずプラットフォーム上まで表面処理を施してあるため、骨新生が生じやすい。

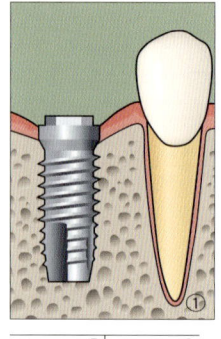

図5-1-16① 図5-1-16② 図 5-1-16 一般のツーピースインプラントでは天然歯とインプラント埋入位置の骨の高さはほぼ同等でないとならない（①）。アンキロスインプラントはプラットフォームシフティング形態のため骨のスムージングを行わなくても埋入可能で、既存骨を保存可能である（②）。

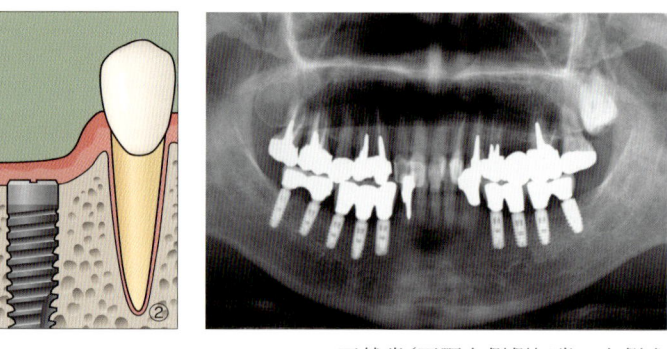

図 5-1-17 天然歯（下顎右側側切歯、左側犬歯）とインプラントが埋入される歯槽骨の骨高径に差があっても、天然歯に影響することなくインプラントを埋入することが可能で、適切な上部構造を製作できる。

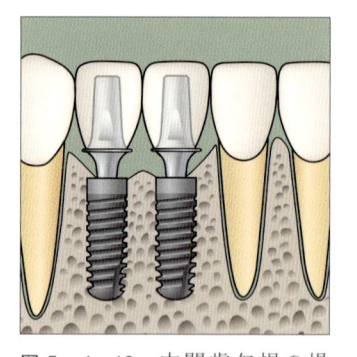

図 5-1-18 中間歯欠損の場合、両隣在歯と歯冠側骨高径が異なる場合、既存骨を保存したままで埋入できるため、天然歯に損傷を与えないですむ。トップダウントリートメントセオリーに従ってインプラントを埋入する場合に有効である。

然歯側の骨が吸収し、天然歯根の露出が生じてくる。その点、アンキロスインプラントはインプラントが完全なストレート形態のため、骨の高さに近遠心、あるいは頬舌的な段差があっても、あらかじめ埋入部の骨のスムージングの必要性がないうえに（図5-1-16②）アバットメントのくびれた形態のため、ヒーリングキャップやアバットメント連結時にも骨削をする必要がない。またスムージングせずに埋入可能であるため、プラットフォームよりも歯冠側の側方から骨が添加し、プラットフォーム上への骨新生が容易で、暫間補綴物（特に可撤性義歯）を装着してもインプラントへの影響が少ない。すなわちトップダウントリートメントセオリーに従ってインプラントを埋入する場合にも、有効なアバットメント頸部の形態である。

チタン合金で作られているアバットメントは細くても咬合力に十分耐えることができるが、細いがゆえ破折を危惧する声を聞く。しかし、当科で埋入した4,000本のアンキロスインプラントのうち、頸部で破折したのはわずか4本で、0.1％の発生率であった。この4本はすべて下顎臼歯部の単独埋入の症例であった。アバットメントを固定するスクリューが

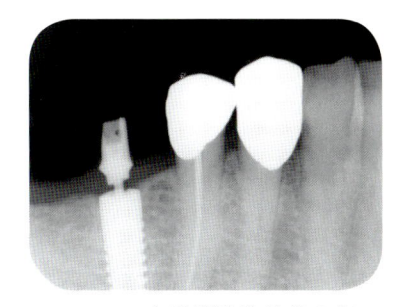

5.1 長期安定性を維持するためのプラットフォームシフティングの考察

図5-1-19 上部構造装着後3年でアバットメントの破折を生じた。アバットメントの頚部が細いため破損しやすいように思われがちだが、その頻度は0.1％（当院において）にすぎない。リコール時に咬合の管理とアバットメントスクリューの緩みをチェックすることで防げる。

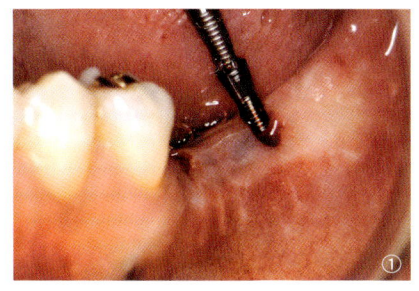

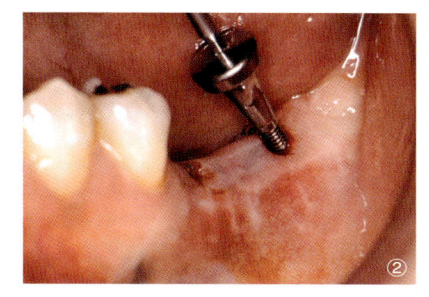

図5-1-20① 図5-1-20② 図5-1-20 二次手術は剥離せずに行える。わずかに切開した部位からアンスクリューインスツルメントを挿入してカバースクリューを取り出す（①）。ヒーリングキャップもテーパー接合により一定の位置に誘導されるため、大きな切開・剥離・縫合など直視下での操作の必要がない（②）。

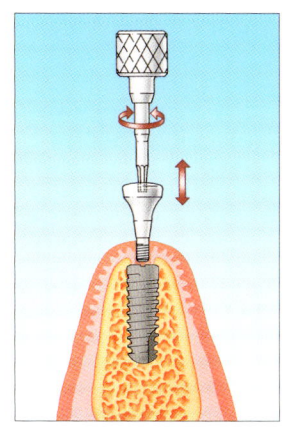

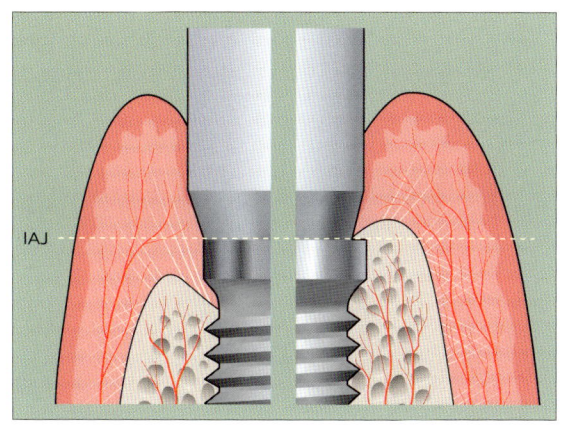

図5-1-21 図5-1-22

図5-1-21 プラットフォーム上の新生骨の削除なしにヒーリングキャップの連結が可能である。

図5-1-22 一般のインプラント周囲組織（左図）とプラットフォームシフティングにおけるインプラント周囲組織（右図）：プラットフォーム上まで骨新生をみることにより結合組織と血流が豊富になり、骨のリモデリングによる骨吸収が抑えられ、しかも審美性を目的とした結合組織移植に比べ長期安定性が望める。

緩んだにもかかわらず使用していたもので、想定外の強い咬合力がIAJに加わって破折しており、これらはリコール時のチェックで防ぐことができる（図5-1-19）。

2回法インプラントにおいて、二次手術時にプラットフォーム上に骨の増殖をみることは珍しくない。多くのインプラントシステムではせっかく新生した骨を削除してヒーリングキャップ（ヒーリングアバットメント）を連結している。アンキロスインプラントではアバットメント頚部が細いため、形成された新生骨を保存したままで、カバースクリューの除去とヒーリングキャップの連結が可能である。すなわちカバースクリューを除去できれば、プラットフォーム上に骨新生があってもヒーリングキャップあるいはアバットメントの連結が可能である。また、二次手術において歯肉の剥離の必要性がないた

め、周囲組織の血流が保護され、新生した骨に損傷を与えずに行える。さらに、テーパー接合であることから、頻回のヒーリングキャップやアバットメントの着脱の際にもテーパー形態により誘導されるため、盲目的操作でも定位置に収まるようにできている（図5-1-20、21）。

歯肉貫通部が細いことは組織外部と接触する範囲が狭く、φ2.5mm（アンキロス）とφ4.2mm（通常のインプラント）を比較した場合、約40％程度小さい。アバットメント頚部が細く、プラットフォーム上まで骨新生をみることにより結合組織の厚みと血流が豊富になり、骨のリモデリングによる骨吸収が抑えられ、しかも審美性を目的とした結合組織移植に比べ長期安定性が望める。さらに歯肉貫通部が細いことによりインプラント周囲炎の原因となるプラークの侵入が抑えられること、角化歯肉を獲得でき、可

81

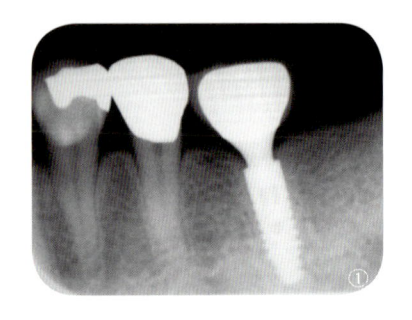

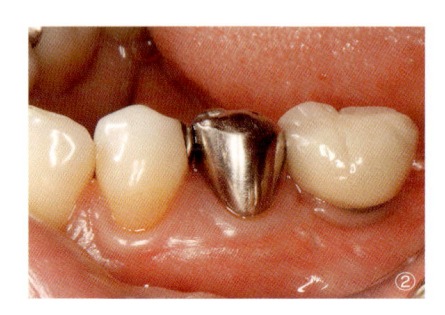

図5-1-23① 図5-1-23②

図5-1-23 上部構造装着後5年のX線写真と口腔内写真：プラットフォーム上に骨新生がみられ、炎症症状はみられない。

動粘膜の影響を受けにくいことなどが挙げられる（図5-1-22）。
5．プラットフォームシフティングにおけるプラットフォームの面積が広い：アバットメントを連結後のIAJにおけるプラットフォームの幅は、直径3.5mmのインプラントの場合は0.5mm、直径4.5mmの場合は1mmで、プラットフォーム上も表面処理が施してあるため、プラットフォーム上まで早期にオッセオインテグレーションが獲得できる。またIAJがインプラントの内側に位置するため、生体外部からの影響を歯肉貫通部から直接受けにくい構造になっている。なおインプラント周囲炎を起こした症例はプラットフォーム上に骨が新生しなかったものにみられ、逆にプラットフォーム上に骨新生したものはインプラント周囲炎を起こしにくいこともわかった（図5-1-23）。

5　アンキロスインプラントにおいてプラットフォーム上への骨添加が困難な場合

1．プラットフォームよりも骨レベルが低い場合や、同等な場合は、骨レベルの変化はないもののプラットフォーム上への骨添加は望めないことが多い（図5-1-24）。アンキロスインプラントでは深く埋入しても術後の骨吸収がないため、プラットフォーム上への骨添加を期待し、ショルダー部の位置は、もっとも浅い部位でも骨縁下1mm程度となるように深く埋入する。
2．直上切開の場合はプラットフォーム上に上皮が陥入し、骨新生が阻害されるおそれがある。そのため、一次手術時の切開線はインプラントの直上にならな

いようにする。プラットフォームを粘膜骨膜弁で覆うことにより骨とプラットフォームで作られた空隙に骨が添加してくる（図5-1-25）。
3．歯肉粘膜が薄い場合は生物学的幅径によって一定の厚さの歯肉を獲得するため、骨吸収が起こる。粘膜が薄い場合にはこの吸収を見越してより深めの埋入が必要である。
4．歯槽骨頂部の頬舌側幅がない場合には、リモデリング時に骨レベルの減少をきたすことが多い。粘膜に厚みがあり血行が良い場合には骨レベルは維持されるが、頬舌側幅が少ない場合にはプラットフォーム周囲の残存骨は血流の乏しい皮質骨で、しかも粘膜が薄いためである。
5．アバットメント周囲に可動粘膜が存在する場合は骨レベルの低下がみられる（図5-1-26）。

6　結語

　完璧なインプラントシステムが存在しない現在において、どのインプラントシステムを採用するかは重大な問題である。利点と欠点を熟知して数種類のインプラントシステムを使いこなしている先生もおられるが、一般的には難しいことである。特に本学付属病院では多くのスタッフが使用するため、構造や術式がシンプルでどんな症例にも応用でき、失敗の少ないインプラントシステムが必要であった。当院ではアンキロスインプラントを採用して10年以上経つが、残存率は99％以上である。筆者がアンキロスインプラントを多くの症例で採用している理由として「TissueCare Concept」の概念はもちろん、もっとも気に入っているのがインプラントとアバットメントの形態である。ストレートタイプのインプラントでありながら、一次固定が容易なテーパータイプの機能が

5.1 長期安定性を維持するためのプラットフォームシフティングの考察

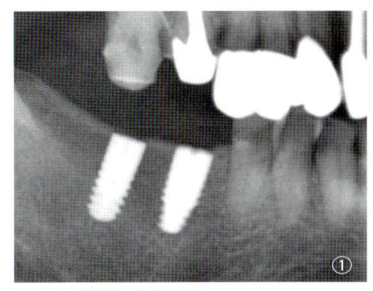

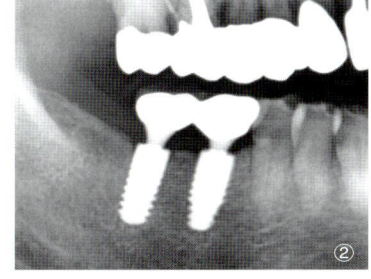

図5-1-24① 図5-1-24② 図5-1-24 埋入直後(①)と上部構造装着後3年(②)のX線写真：骨レベルに変化はみられない。

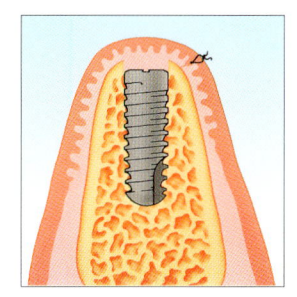

図5-1-25 少し深めに埋入したインプラントのプラットフォームを骨膜で覆うようにするために、切開線は歯槽頂からずらし、垂直マットレス縫合を行う。

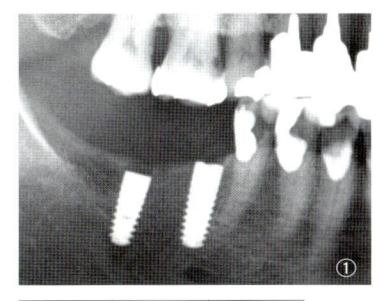

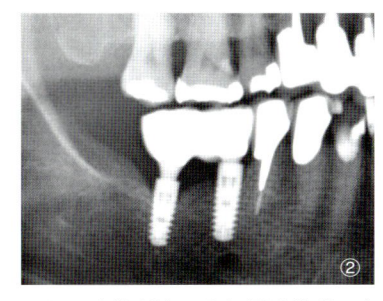

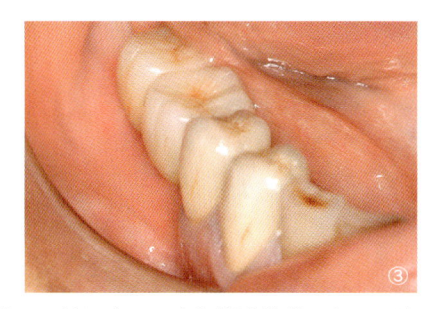

図5-1-26① 図5-1-26② 図5-1-26③ 図5-1-26 埋入直後(①)と上部構造装着7年(②)のX線写真と、上部構造装着7年の口腔内写真(③)：炎症症状はないが、角化歯肉が存在しないため骨吸収が生じた。

あること、ネック部までストレートのためスプリットクレストやGBRが容易に行え、骨量の少ない日本人には最適な形態であること、骨縁下に埋入できるため審美性の確保や治癒期間中の補綴処置(仮義歯など)が容易なことも特筆できる点である。またアバットメントの形態が細いため、歯肉貫通部から上部構造に至る形態に不満な点があるものの、少し工夫することで解決できる。トラブルが少なく操作性が良いため、施術時にまったくストレスを感じないのも気に入っている点である。

参考文献

1. Lazzara RJ, Porter SS. Platform switching: A new concept in implant dentistry for controlling postrestorative crestal bone levels. Int J Periodontics Restorative Dent 2006；26(1)：9-17.
2. Albrektsson T, Zarb G, Worthington P, Eriksson AR. The long-term efficacy of currently used dental implants: A review and proposed criteria of success. Int J Oral Maxillofac Implants 1986；1(1)：11-25.
3. Hermann JS, Cochran DL, Nummikoski PV, Buser D. Crestal bone changes around titanium implants. A radiographic evaluation of unloaded nonsubmerged and submerged implants in the canine mandible. J Periodontol 1997；68(11)：1117-1130.
4. Hermann JS, Buser D, Schenk RK, Schoolfield JD, Cochran DL. Biologic Width around one- and two-piece titanium implants. Clin Oral Implants Res 2001；12(6)：559-571.
5. Pilliar RM, Deporter DA, Watson PA, Valiquette N. Dental implant design--effect on bone remodeling. J Biomed Mater Res 1991；25(4)：467-483.
6. Ericsson I, Persson LG, Berglundh T, Marinello CP, Lindhe J, Klinge B. Different types of inflammatory reactions in peri-implant soft tissues. J Clin Periodontol 1995；22(3)：255-261.
7. Abrahamsson I, Berglundh T, Lindhe J. Soft tissue response to plaque formation at different implant systems. A comparative study in the dog. Clin Oral Implants Res 1998；9(2)：73-79.
8. Vela-Nebot X, Rodríguez-Ciurana X, Rodado-Alonso C, Segalà-Torres M. Benefits of an implant platform modification technique to reduce crestal bone resorption. Implant Dent 2006；15(3)：313-320.
9. Hermann JS, Schoolfield JD, Schenk RK, Buser D, Cochran DL. Influence of the size of the microgap on crestal bone changes around titanium implants. A histometric evaluation of unloaded non-submerged implants in the canine mandible. J Periodontol 2001；72(10)：1372-1383.
10. Hermann JS, Schoolfield JD, Nummikoski PV, Buser D, Schenk RK, Cochran DL. Crestal bone changes around titanium implants: A methodologic study comparing linear radiographic with histometric measurements. Int J Oral Maxillofac Implants 2001；16(4)：475-485.
11. 石本光則．HAインプラントセラピー 長期予後から導き出されたエビデンス．東京：クインテッセンス出版，2009;132.
12. Palacci P(編)，Ericsson I(共編)，村上 斎(訳)．インプラント審美歯科 軟組織と硬組織のマネージメント．東京：クインテッセンス出版，2002；37.
13. Abrahamsson I, Berglundh T, Lindhe J. The mucosal barrier following abutment dis/reconnection. An experimental study in dogs. J Clin Periodontol 1997；24(8)：568-572.
14. 勝山英明，髙橋恭久，北條正秋．審美部位におけるインプラント治療のクライテリアとその科学的背景 Part 3 インプラントと上部構造の相互関係．Quintessence DENT Implantol 2006；13(3)：13-26.
15. Tarnow D, Elian N, Fletcher P, Froum S, Magner A, Cho SC, Salama M, Salama H, Garber DA. Vertical distance from the crest of bone to the height of the interproximal papilla between adjacent implants. J Periodontol 2003；74(12)：1785-1788.
16. Tarnow DP, Cho SC, Wallace SS. The effect of inter-implant distance on the height of inter-implant bone crest. J Periodontol 2000；71(4)：546-549.

5.2 プラットフォームシフティングを利用したフラップレス抜歯後即時埋入

田中譲治
(Jyoji Tanaka)

千葉県開業 田中歯科医院
日本大学松戸歯学部臨床教授
日本インプラント臨床研究会専務理事、
日本口腔インプラント学会指導医・専門医、
日本歯科審美学会理事、日本アンチエイジング歯科学会理事、日本磁気歯科学会理事

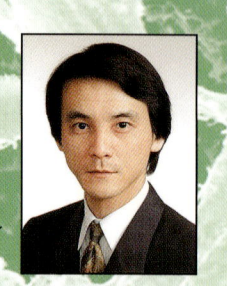

1 はじめに

インプラント治療はすぐれた治療法として立証され急速に普及しているが、その流れは外科主導から補綴主導に、そして現在、患者主導の考え方が浸透しつつある。このようななか、低侵襲治療や治療期間の短縮などの意味から抜歯後即時埋入の有用性が話題になっている。しかし、抜歯に伴う歯槽骨および軟組織の吸収量が予測できないため、特にインプラントの埋入深さの決定には困難を伴い、審美リスクが低く、唇側に骨がある骨欠損で歯肉が厚い場合など、一般的に適応症はごく限られてしまっている。そこで、アバットメントとの接合において注目されているプラットフォームシフティング(スイッチング)、加えてその価値を最大限に発揮するための4つの要素を加えた、高い審美性と組織安定性を導き出すTissueCare Conceptを述べる。そして、これを利用することで、フラップレス抜歯後即時埋入の予知性を高め適応症を広げることができるので、その有用性を報告する。

2 抜歯後即時埋入の検討

抜歯後即時埋入に伴うインプラント周囲の治癒について、Botticelliら[1]やAraújoら[2]は、抜歯後即時埋入では特に唇側歯槽骨の吸収が顕著で、歯肉退縮を引き起こすと報告している。しかしここで注意したいことは、これらはフラップを翻転した場合の報告で、フラップレスにおいては、抜歯後即時埋入による審美的優位性について以前より多くの報告がある[3,4]。信藤らは、フラップ手術による現象について微小循環の視点から詳細に報告しており、抜歯により歯根膜血管網の循環が断たれるが、さらにフラップを翻転すると歯肉の血管網も断たれ唇側の薄い歯槽骨は急激に吸収してしまうことを示している[5]。Jeongらも、イヌの研究においてマイクロCT(コンピュータ断層撮影)により[6]、Blancoらは抜歯後即時埋入後の組織学的研究により[7]フラップレス埋入の優位性を示している。

実際の術式においてもフラップレスで行い、加えて、プロビジョナルやヒーリングキャップ等で歯肉の倒れ込みを防ぐことで歯間乳頭の形態をできるだけ温存することができる。抜歯後待時埋入では、抜歯により消失してしまった歯肉縁形態を再構築しなければならず、GBRや結合組織移植などを利用して回復する必要が多くに出てきてしまう。このように、フラップレスでの術式は歯肉退縮を最小限に抑えられ、また、切開や剥離がなく低侵襲で治療期間の短縮もできるなど患者主導の意味からもすぐれるため、筆者は高い頻度でフラップレス抜歯後

即時埋入を採用しており、良好な結果を得ている。ただし注意したいことは、いかにフラップレスであっても程度の差はあるものの骨吸収が起こるので、安定した審美性を得るためにはインプラントの埋入深さをどうするかが問題となってくる。すなわち、治癒後のインプラント深度が浅くなってしまえば当然審美的に問題が出る。逆にそれを危惧して深めに埋入した場合には、インプラント-アバットメント接合部(以下IAJ)のマイクロギャップとマイクロムーブメントにより接合部周辺の辺縁骨が吸収してしまい、歯肉退縮を招いてしまう。ここで注目されるのが後述するTissueCare Conceptで、深めの埋入でも辺縁骨の温存ができ、予知性の高い抜歯後即時埋入が可能となる。

3　プラットフォームスイッチング

Ericssonらはインプラント周囲の組織学的検討において2種類の炎症領域を示している。すなわち1つは「プラーク由来」による歯肉溝周囲における炎症性細胞浸潤であり、もう1つが、IAJにおける「アバットメント由来」の炎症性細胞浸潤(以下アバットメントICT)である。ここで話題となるのがアバットメントICTであるが、通常のインプラントにおいては、インプラントとアバットメントの接合部口径が同じ(以下ストレートジョイント)であるため、図5-2-1に示すように接合部からインプラント軸方向に、歯冠方向および根尖方向にICTが広がることになる。それに伴い、歯槽骨は生物学的防御機能によりアバットメントICTの根尖側端から約1mm隔離されることを報告している[8]。この研究結果より、インプラントを深めに埋入しても二次手術後アバットメントを連結すると、歯槽骨がおよそ第一スレッド、つまりIAJより1.5〜2.0mm根尖側の所までリモデリング(吸収)してしまう現象を説明することができる。Hermannらも、IAJから0.5mm以内の所までサンドブラスト処理してもリモデリング後はIAJと歯槽骨頂の位置までの距離は約2.0mmとほぼ一定という報告をしている[9]。

以上のように歯槽骨頂レベルを制御するためにはアバットメントICTをどうするかが課題となるが、Lazzaraらは13年以上の予後についてのX線所見を基に、広

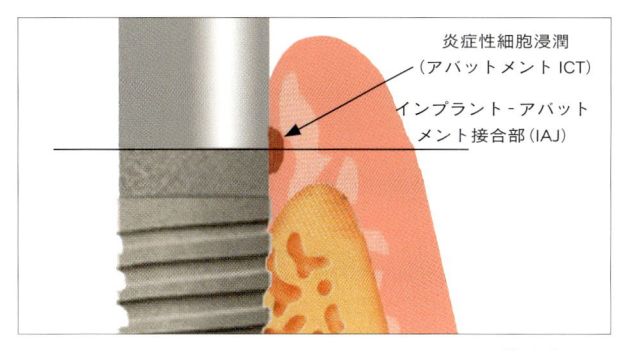

図5-2-1　ストレートジョイントにおいては、接合部から歯冠方向および根尖方向に炎症性細胞浸潤(ICT)が起こり、歯槽骨はこのICTより1mm隔離されるように吸収する[8]。

径インプラントに小径のアバットメントを用いることで歯槽骨の吸収がわずか、もしくは皆無であることを示し「プラットフォームスイッチング」という新しい概念を示した[10]。これは小径のアバットメントを連結し、IAJを水平的に内側に移動することで、ストレートジョイントと異なりアバットメントICTを歯槽骨から離れた所に移動させることができるためと考えられ、実際のこの有効性について、すでに多くの論文が報告されている[11-13]。

4　TissueCare Concept

上記にプラットフォームスイッチングのすぐれた効果を述べたが、有用性が認められないという報告[14]や、有用であるが深めの埋入では骨頂レベルおよび骨縁上の埋入に比較して骨吸収を起こしやすいという報告[15]もある。これらの報告は、インプラント周囲組織の組織安定性を得るためにはプラットフォームスイッチングのみでは確実でないことを示唆していると考えられる。ここで、インプラントの深めの埋入を可能にし、高い審美性と組織安定性を導くための5つの要素より成るTissueCare Conceptについて述べてみたい(表5-2-1)。なお、TissueCare Conceptにおいては、小径のアバットメントを連結することでIAJを水平的に内側に移動する方式を「プラットフォームシフティング」と表す。これは、これまでのボーンロスを減らすための考えだけでなく、プラットフォーム上に骨が添加することも想定した要素であるため「プラットフォームスイッチング」とは異なる概念であると考えているためである(図5-2-2)。

ボーンロスの原因としては細菌が考えられるが、IAJ

85

5章 低侵襲治療を達成するためのプラットフォームシフティング

表5-2-1 TissueCare Concept

1. マイクロムーブメントの抑制
2. 細菌侵入のない接合部
3. プラットフォームシフティング
4. 深めのインプラント埋入
5. 骨結合可能なショルダー部

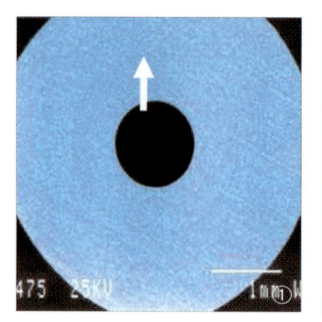

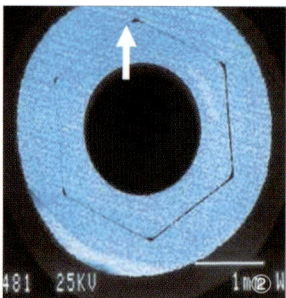

図5-2-3① 図5-2-3②

図5-2-3　6°のモーステーパーと精密な加工技術によりほとんど接合部（矢印）を確認できないアンキロスインプラント（①）は、緩み防止のみならずマイクロムーブメントを制御する[16]。さらに、マイクロギャップが一般的な口腔内細菌（約1 μm）よりも小さく、ICTを防ぐことができる。②は一般的なヘックスタイプの接合部で、マイクロギャップが弱拡大でも確認できる。

にマイクロギャップがあると細菌の温床となり、加えて、咀嚼圧などによるマイクロムーブメント（微小動揺）によりポンプ効果で繁殖した細菌がインプラント辺縁に放出され、炎症を引き起こす根源となる。そのため、通常のインプラントを骨縁下に埋入すると、マイクロギャップ中の細菌を骨内に持ち込み骨吸収をむしろ惹起してしまう[17]。すなわち「プラットフォームシフティング」の真の価値を発揮させるためのTissueCare Conceptは「深めのインプラント埋入」を可能にする「マイクロムーブメントの抑制」と「細菌侵入のない接合部」が重要なポイントになる（図5-2-3）。加えてプラットフォームの上面も微細粗面構造として「骨結合可能なショルダー部」とすることで、プラットフォーム上の骨の新生を確実にすることができる（図5-2-4）。

アンキロスインプラントは以上の5つの要素（TissueCare Concept）を実現しており、IAJにおいて浸潤する炎症性細胞はほとんどなく[18]またWengはイヌの研究において、埋入後6ヵ月での組織切片より通常のインプラントではソーサライゼーションが起こるのに対し、アンキロスはプラットフォームまで骨が新生している組織

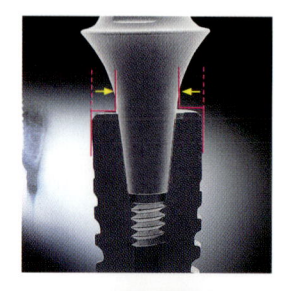

図5-2-2　広径インプラントと小径アバットメントを用いるプラットフォームシフティングにより、IAJが水平的に内側に移動し、それに伴いICTが歯槽骨から離れた所になり、歯槽骨の吸収を最小限に抑えることができる[18]。

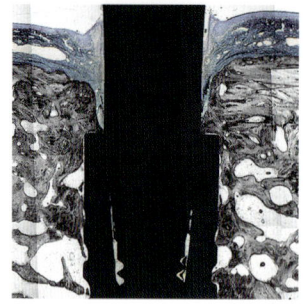

図5-2-4　5つの要素から成るTissueCare Conceptを実現しているアンキロスインプラントは深めのインプラント埋入が可能で、プラットフォーム上面にも確実に骨を添加させることができる[19]。

像を報告している（図5-2-4）[19]。加えて、ソーサライゼーションが起こらないことによりインプラント間が3mm未満でも隣接面部歯槽骨の高さを維持でき[20]、歯間乳頭の獲得および温存にも有利となる（症例5-2-1）。

5　フラップレス抜歯後即時埋入の適応と注意点

フラップレス抜歯後即時埋入は外科侵襲や治癒期間を最小限に抑えられるが、治癒後の骨吸収を予測してインプラント埋入深さを慎重に決めなければならず、審美リスクが低く、唇側に骨があり歯肉が厚いことなど適応症が限られてしまっている。しかしここで、深め埋入ができ組織安定性にすぐれるTissueCare Conceptを利用すれば、IAJ周辺の骨吸収を考慮する必要性が減るため埋入深さや埋入方向に制約が少なくなり、また、埋入深さを深くできるため初期固定が得やすいなど、適応範囲を大幅に広げることができる。前歯1本、中切歯2本、前歯4本、前歯6本の代表症例を提示する（症例5-2-2～6）。

TissueCare Conceptを利用することで症例5-2-2に示すように深めの埋入によりプラットフォーム上にも骨が添加され、組織安定性が得られている。また、症例5-2-3のように唇側に骨がない場合にも、林が提唱するように、欠損の近遠心的幅HDW（Horizontal Defect

5.2 プラットフォームシフティングを利用したフラップレス抜歯後即時埋入

症例5-2-1　歯間乳頭が温存されているインプラント間近接症例

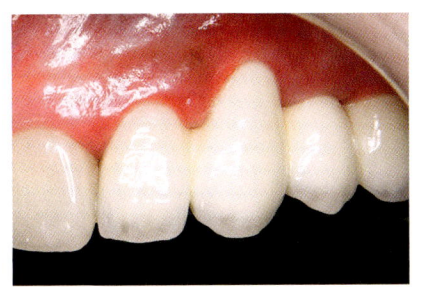

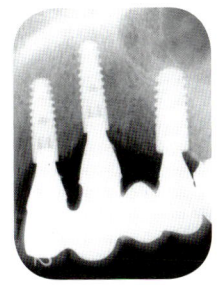

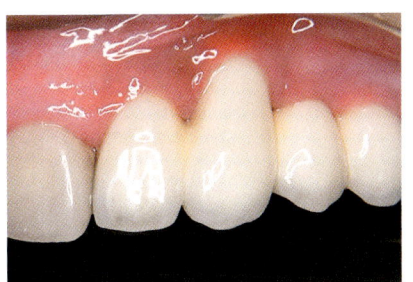

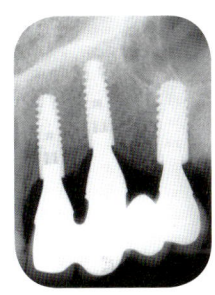

症例5-2-1a 症例5-2-1b　症例5-2-1a、b　装着時。上顎左側側切歯、犬歯間が近接しているが、歯間乳頭が獲得されている。

症例5-2-1c 症例5-2-1d　症例5-2-1c、d　手術後約3年後。歯間乳頭温存ができていると考えられる。

症例5-2-2　中切歯1本症例（フラップレス抜歯後即時埋入）

症例5-2-2a 症例5-2-2b

症例5-2-2a　62歳男性。残根のフラップレス抜歯後即時埋入を施行。

症例5-2-2b　免荷期間後にジルコニアアバットメント、ジルコニアセラミックにて修復。

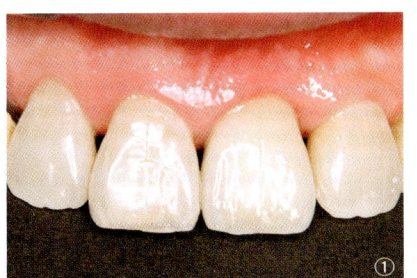

症例5-2-2c① 症例5-2-2c②　症例5-2-2c　装着時。

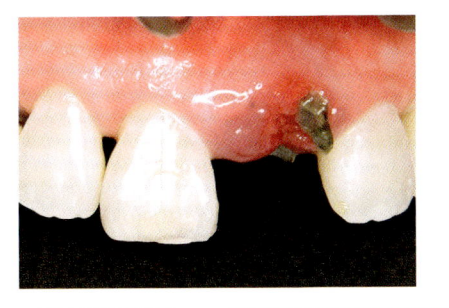

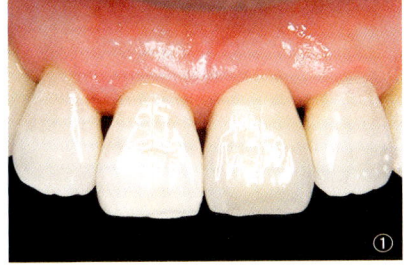

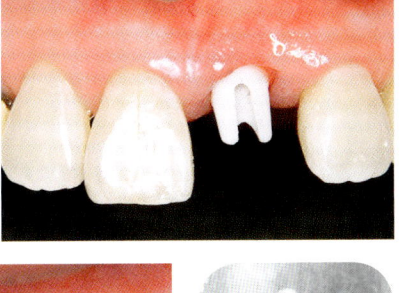

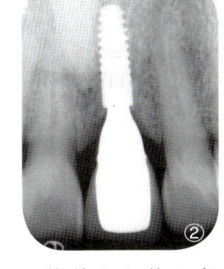

症例5-2-2d① 症例5-2-2d②　症例5-2-2d　装着から約3年6ヵ月後。プラットフォーム上にも骨が温存されている。

Width）より欠損の唇舌的なインプラントまでの奥行きHDD（Horizontal Defect Depth）の距離が同じか長い位置になるように埋入することで、3壁性の骨欠損が生じて自然治癒による骨再生が期待でき、さらに、CT画像において基底骨と唇側・口蓋側歯槽骨傾斜を結んだ三角形の中にインプラントを埋入することで骨造成処置を回避しやすいというTriangle of Boneの考え方を利用することで高度な裂開症例においても適応症例となり得ると考えられる[21]。ギャップにおける骨補填材の使用やGBRについては、さまざまな議論がなされているが、感染リスク、および、長期的には造成骨は吸収するという報告や逆に骨補填材の残留の懸念なども考慮して、筆者は自然治癒力を最大限期待して自家骨も含め補填材をあえて使用しない術式をとることが多く、今回提示する症例においても、すべて使用していない。

プラットフォームシフティングのもう1つの大きな利点として、歯肉の厚さを大きく獲得することができるため、症例5-2-4、5に示すようにプロビジョナルをレスカントゥアにして歯肉を整える際にも有利にはたらき、また予後安定性にもすぐれると考えられる。ただし

5章 低侵襲治療を達成するためのプラットフォームシフティング

症例5-2-3　中切歯1本症例（フラップレス抜歯後即時埋入）

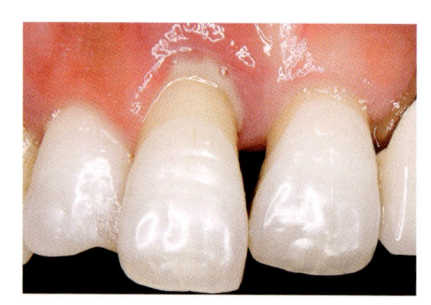

症例5-2-3a　63歳女性。上顎右側中切歯において動揺および排膿も認められ、保存困難と診断されフラップレス抜歯後即時埋入を施行。

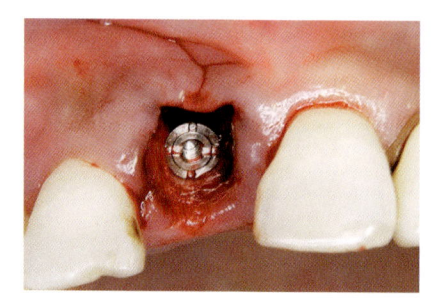

症例5-2-3b　唇側に骨がないがHDW ≦ HDDになるようにインプラントを口蓋側寄りに埋入することで3壁性の骨欠損とし、自然治癒による骨再生を期待した。

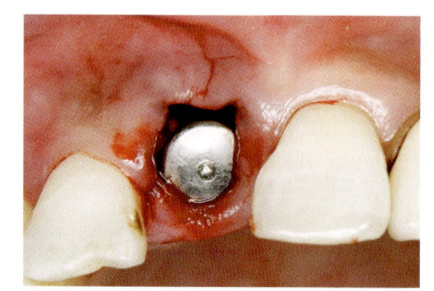

症例5-2-3c　埋入当日にカバースクリューを外しヒーリングキャップにすることで、歯肉の倒れ込みを防止し歯肉退縮を最小限に抑えられたと考えられる。

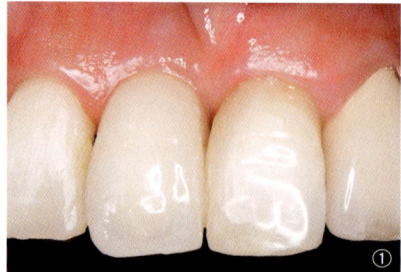

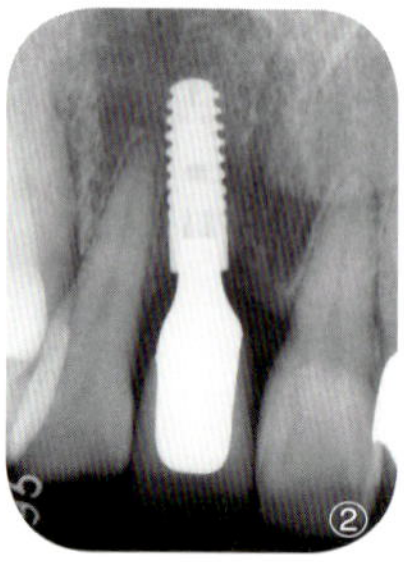

症例5-2-3d①　症例5-2-3d②　症例5-2-3d　装着時。

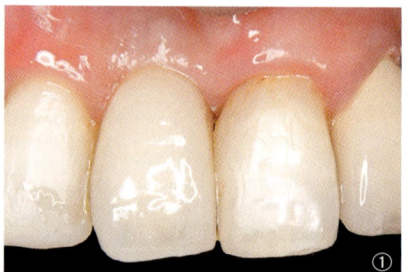

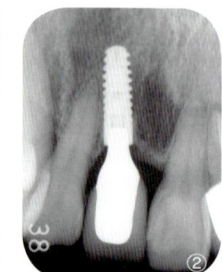

症例5-2-3e①　症例5-2-3e②　症例5-2-3e　約3年後。

症例5-2-4　中切歯2本症例（フラップレス抜歯後即時埋入）

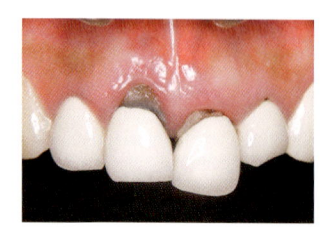

症例5-2-4a　40歳男性。

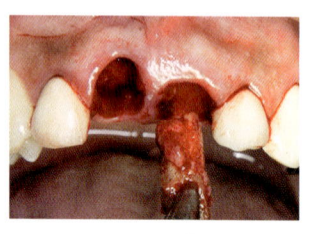

症例5-2-4b　抜歯後即時埋入を施行。

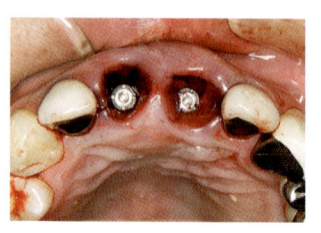

症例5-2-4c　口蓋側寄りに埋入。

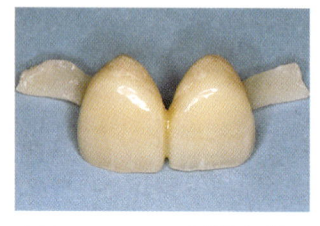

症例5-2-4d　両隣在歯の口蓋面に接着するように製作したポンティックを利用して、歯肉の倒れ込みを防止。

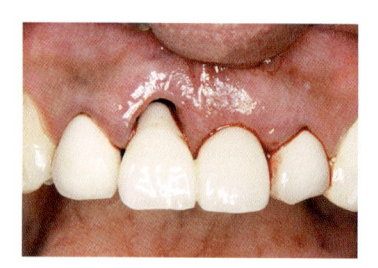

症例5-2-4e　上顎右側中切歯においてはレスカントゥアにして歯肉ラインの調整を行った。

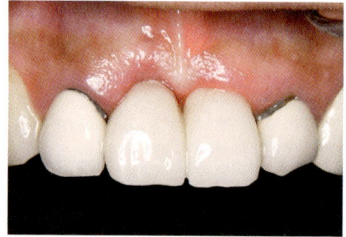

症例5-2-4f　免荷期間をおいたのち、アバットメントを連結し歯肉の微調整をプロビジョナルにて行った。

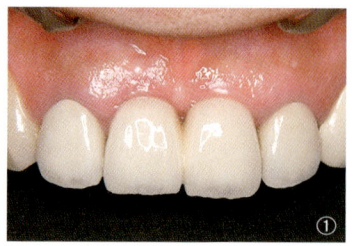

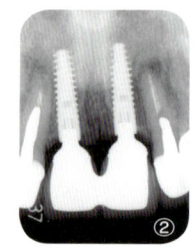

症例5-2-4g①　症例5-2-4g②

症例5-2-4g　両側側切歯においても再治療を行い、約2年後の口腔内写真とX線写真。

症例5-2-5　前歯4本症例（フラップレス抜歯後即時埋入）

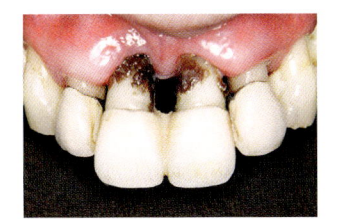

症例5-2-5a　61歳女性。動揺も強く保存困難と診断された。

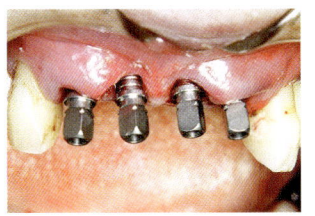

症例5-2-5b　他症例同様口蓋側寄りに埋入を行う。深度決定においては、4本とも埋入が終わるまで埋入のためのアダプターを外さずにおくことで、4本のバランス調整が容易にできる。

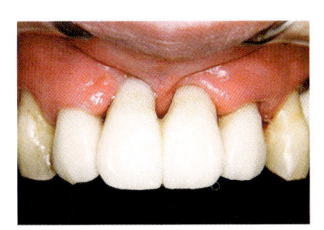

症例5-2-5c｜症例5-2-5d

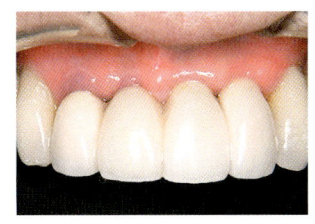

症例5-2-5c,d　骨移植、結合組織移植等はまったく用いずに、症例5-2-4と同様に4 3｜3 4の口蓋に維持を求めた2 1｜1 2ポンティックを利用して、歯肉ラインを調整した後、上部構造を製作し装着。なお、3｜3においてはラミネートにて修復した。

症例5-2-6　前歯6本症例（フラップレス抜歯後即時埋入）

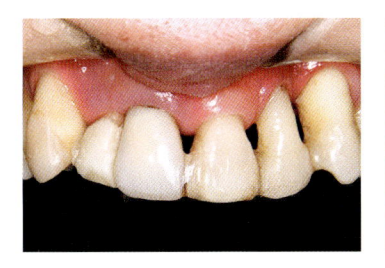

症例5-2-6a　50歳女性。前歯6本とも歯周病の進行が著明で保存困難と診断。

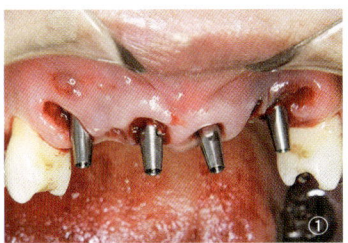

症例5-2-6b①｜症例5-2-6b②

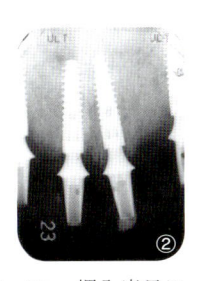

症例5-2-6b　埋入当日にアバットメントを連結。強固で適合が良く、できるだけ負荷がかからないよう咬合調整したプロビジョナルにて即時機能を行った。②は手術後約3ヵ月後のX線写真。

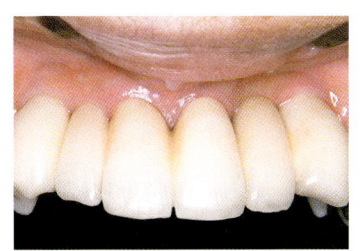

症例5-2-6c　約3年後の口腔内写真。上部構造製作にあたっては予想より歯肉が下がったが、深めの埋入により審美的に問題にならず経過良好。

　審美リスクの高い場合においては、患者との十分なインフォームドコンセントのうえ、抜歯後即時埋入を適応としない診断も大切である[22]。

　実際の術式上の注意としては口蓋側寄りに埋入することがポイントであるが、形成にあたりバーが抜歯窩の方向にとられやすいため、ラウンドバー等で起始点を確実にとるか、リンデマンドリル（マイクロテック）などを使用して行うとよい。方向については補綴した際にも、歯頸部の唇側組織をできるだけ多く取れやすいように根尖を唇側方向に形成することが望ましいが、図5-2-5に示すようにTissueCare Conceptを実現したアンキロスインプラントについては、IAJ周辺の骨の吸収が起こりづらく、また、歯肉も厚く取れるので方向の規制は少なくてすむ。ただし、抜歯後即時埋入でもっとも注意したいことは、オッセオインテグレーションに必要不可欠である初期固定を確実に得ることで、そのため適応部位は初期固定の得やすい単根である前歯部を筆者は原則としている。また、歯牙破折による抜歯症例などで、歯周組織が健全で抜歯窩が深く大きく初期固定が難しい場合には、抜歯後待時埋入を選択することも多い。埋入前の肉芽の除去も重要で、球状のダイヤモンドバー等を使用して確実に行うとよい[21]。また、免荷期間中にはインプラントに負荷がかからないようにポンティックをインプラントに接触しないよう調整することも肝要である。なお、免荷の期間は、周囲組織をある程度安定させるため4ヵ月程度とるようにしている。最終補綴においては唇側をレスカントゥアとし、隣接面に対しては多少圧迫を与え歯間乳頭様組織を形成するよう製作するとよい。

図5-2-5 アンキロスインプラントの接合部(a)を通常のストレートジョイントに仮にしてみると(b)歯肉が薄くなってしまい、さらに、ICTによる骨のソーサライゼーションに伴い歯肉退縮が起こってしまうと考えられる(c)。このようにアンキロスの構造は歯肉を厚くでき、骨のソーサライゼーションが起こりづらいため長期的な組織安定性を期待できると考えられる(a)。

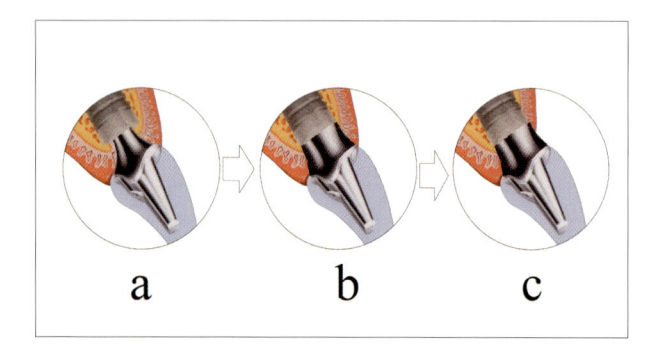

6 おわりに

　フラップレス抜歯後即時埋入は患者負担の軽減、治療期間の短縮など現在のインプラントの流れである患者主導の意味からも高い有用性があり、さらにTissueCare Conceptを利用することで予知性の高いインプラント審美修復が可能となる。ただし、診断を間違えると長期的観点からは患者の負担を増大させてしまう可能性もある。そのため詳細な診査と術者の技量、患者の本来の希望を基に慎重に検討することが大切であり、それにより初めてすぐれた治療法となると考えられる。今後も長期的経過を追ってさらに検討していきたい。

参考文献

1. Botticelli D, Berglundh T, Lindhe J. Hard-tissue alterations following immediate implant placement in extraction sites. J Clin Periodontol 2004；31(10)：820-828.
2. Araújo MG, Sukekava F, Wennström JL, Lindhe J. Ridge alterations following implant placement in fresh extraction sockets: An experimental study in the dog. J Clin Periodontol 2005；32(6)：645-652.
3. Garber DA, Salama MA, Salama H. Immediate total tooth replacement. Compend Contin Educ Dent 2001；22(3)：210-216, 218.
4. Kan JY, Rungcharassaeng K, Umezu K, Kois JC. Dimensions of peri-implant mucosa: An evaluation of maxillary anterior single implants in humans. J Periodontol 2003；74(4)：557-562.
5. 信藤孝博．微小循環から視た組織治癒反応．In：木原敏裕（監修）．別冊Quintessence DENT Implantol 即時埋入 vs. 待時埋入．東京：クインテッセンス出版，2009；52-64.
6. Jeong SM, Choi BH, Li J, Kim HS, Ko CY, Jung JH, Lee HJ, Lee SH, Engelke W. Flapless implant surgery: an experimental study. Oral Surg Oral Med Oral Pathol Oral Radiol Endod 2007；104(1)：24-28.
7. Blanco J, Nuñez V, Aracil L, Muñoz F, Ramos I. Ridge alterations following immediate implant placement in the dog: Flap versus flapless surgery. J Clin Periodontol 2008；35(7)：640-648.
8. Ericsson I, Persson LG, Berglundh T, Marinello CP, Lindhe J, Klinge B. Different types of inflammatory reactions in peri-implant soft tissues. J Clin Periodontol 1995；22(3)：255-261.
9. Hermann JS, Schoolfield JD, Nummikoski PV, Buser D, Schenk RK, Cochran DL. Crestal bone changes around titanium implants: A methodologic study comparing linear radiographic with histometric measurements. Int J Oral Maxillofac Implants 2001；16(4)：475-485.
10. Lazzara RJ, Porter SS. Platform switching: A new concept in implant dentistry for controlling postrestorative crestal bone levels. Int J Periodontics Restorative Dent 2006；26(1)：9-17.
11. Cappiello M, Luongo R, Di Iorio D, Bugea C, Cocchetto R, Celletti R. Evaluation of peri-implant bone loss around platform-switched implants. Int J Periodontics Restorative Dent 2008；28(4)：347-355.
12. Luongo R, Traini T, Guidone PC, Bianco G, Cocchetto R, Celletti R. Hard and soft tissue responses to the platform-switching technique. Int J Periodontics Restorative Dent 2008；28(6)：551-557.
13. Vigolo P, Givani A. Platform-switched restorations on wide-diameter implants: A 5-year clinical prospective study. Int J Oral Maxillofac Implants 2009；24(1)：103-109.
14. Becker J, Ferrari D, Herten M, Kirsch A, Schaer A, Schwarz F. Influence of platform switching on crestal bone changes at non-submerged titanium implants: A histomorphometrical study in dogs. J Clin Periodontol 2007；34(12)：1089-1096.
15. Jung RE, Jones AA, Higginbottom FL, Wilson TG, Schoolfield J, Buser D, Hämmerle CH, Cochran DL. The influence of non-matching implant and abutment diameters on radiographic crestal bone levels in dogs. J Periodontol 2008；79(2)：260-270.
16. Zipprich H, Weigl P, Lange B, Lauer HC. Micromovements at the Implant-Abutment Interface: Measurement, Causes, and Consequences. Implantologie 2007；15(1)：31-46.
17. Broggini N, McManus LM, Hermann JS, Medina R, Schenk RK, Buser D, Cochran DL. Peri-implant inflammation defined by the implant-abutment interface. J Dent Res 2006；85(5)：473-478.
18. Degidi M, Iezzi G, Scarano A, Piattelli A. Immediately loaded titanium implant with a tissue-stabilizing/maintaining design ('beyond platform switch') retrieved from man after 4 weeks: A histological and histomorphometrical evaluation. A case report. Clin Oral Implants Res 2008；19(3)：276-282.
19. Weng D, Nagata MJ, Bell M, Bosco AF, de Melo LG, Richter EJ. Influence of microgap location and configuration on the periimplant bone morphology in submerged implants. An experimental study in dogs. Clin Oral Implants Res 2008；19(11)：1141-1147.
20. Rodríguez-Ciurana X, Vela-Nebot X, Segalá-Torres M, Calvo-Guirado JL, Cambra J, Méndez-Blanco V, Tarnow DP. The effect of interimplant distance on the height of the interimplant bone crest when using platform-switched implants. Int J Periodontics Restorative Dent 2009；29(2)：141-151.
21. 林　揚春．患者に優しいインプラント治療(3)　HAインプラントを用いた審美領域のインプラント処置—CT画像におけるTriangle of Boneの有効性—．補綴臨床　2008；789(68)：413-424.
22. 勝山英明，高橋恭久，北條正秋．特別企画：審美部位におけるインプラント治療のクライテリアとその科学的背景　Part 3．インプラントと上部構造の相互関係．Quintessence DENT Implantol 2006；13(3)：13-26.

6

患者負担軽減のための即時荷重テクニック

飯島俊一
(千葉県開業)

浅賀　寛
(埼玉県開業)

6.1 治療期間短縮のための抜歯後即時埋入・即時荷重

飯島俊一
(Toshikazu Iijima)

千葉県開業 アイ・ティー・デンタルクリニック
東京歯科大学千葉病院口腔インプラント科
臨床教授
東京歯科大学卒業
九州インプラント研究会（KIRG）

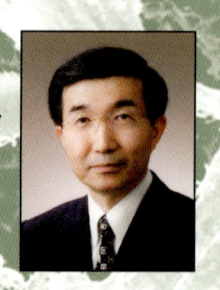

1　はじめに

　抜歯後即時埋入・即時荷重は、リスクの高いインプラント治療のやり方である。しかし近年、即時荷重の適応も拡大され、上顎においても無歯顎の即時荷重は可能であるというエビデンスになっている。2008年のITIのコンセンサス会議の結論では、下顎の即時荷重においては、オーバーデンチャー、固定性の上部構造ともに、認められるようになった。しかし上顎即時荷重においては、固定性の上部構造はコンセンサスが得られているが、オーバーデンチャーについてはいまだにコンセンサスは得られていない。

　インプラントの即時荷重の適応は、そのマテリアルと使用法の進歩とともに拡大しつつある。具体的には、インプラントのデザインの変化、インプラントの表面微細構造の改良、インプラント材料の変化が即時荷重の適応拡大と大きく関係している。さらに、インプラント埋入法、上部構造の作り方の工夫により上下顎ともに適応は拡大傾向にある。

2　アンキロスインプラントの特徴と即時荷重について

　インプラントの特徴により、抜歯後即時埋入や即時荷重の適応も異なるが、インプラント埋入後の動揺がオッセオインテグレーションを阻害する[1,2]ことがわかっている。アンキロスインプラントの特徴について述べてみると、スクリュー形態は、徐々に深くなるタイプであり、比較的軟らかい骨に対して初期固定が得られやすいデザインである。また骨に加わる力も分散することができ、アンキロスインプラントは、抜歯後即時埋入・即時荷重にも適したインプラントの1つであると考える。アバットメントの連結様式はインターナルタイプのインプラントで、コニカルコネクションの構造を有している。コニカルコネクションのインプラントは、マイクロギャップの問題がなく、インプラント周囲炎を防ぐことができ、インプラントの長期安定を獲得するための条件を備えている。しかし咬合力が大きい症例では、インプラントにかかる力は引張り応力としての負荷であるため、インプラントの変形を生じる力となる。そこで臼歯部症例においては、患者の咬合力とインプラント、上部構造の設計などに十分配慮し、インプラントは直径の太いものを選択すると安全性が高まる。またアンキロスにおいては、

6.1 治療期間短縮のための抜歯後即時埋入・即時荷重

症例 6-1-1　　上顎無歯顎の即時荷重症例

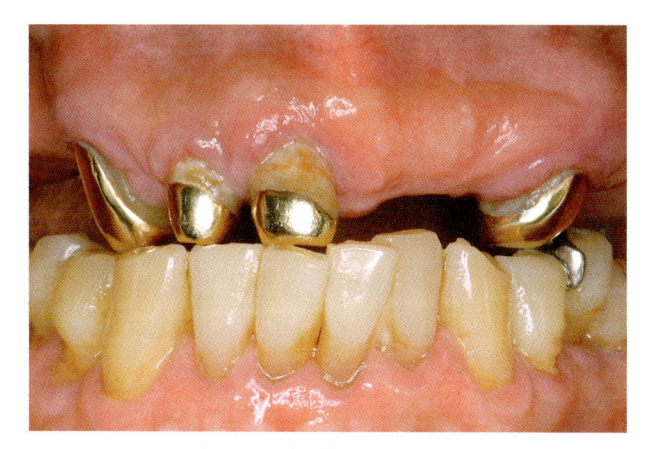

症例 6-1-1a　上顎は4歯に根面板が装着されており、オーバーデンチャーを使用していた。

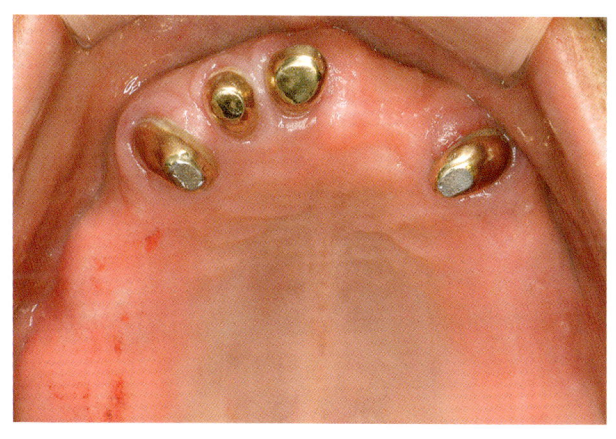

症例 6-1-1b　臼歯部粘膜の状態から、咬合圧の強いことが推察できる。

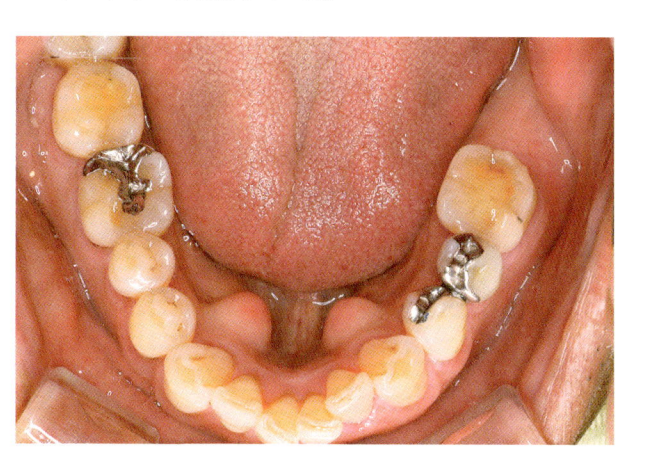

症例 6-1-1c　下顎天然歯は、骨隆起もあり、咬耗も観察できる。

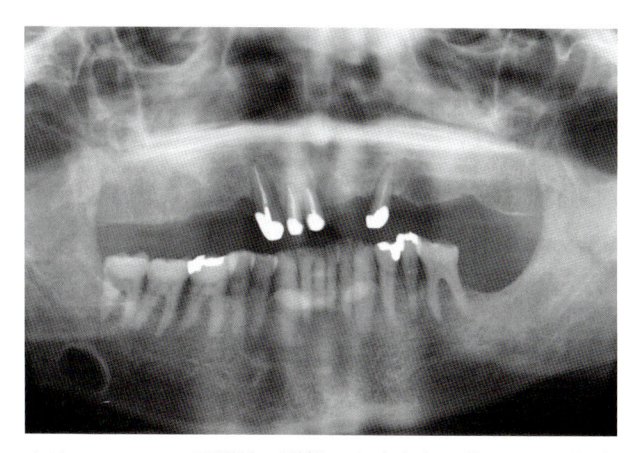

症例 6-1-1d　下顎骨の形態より咬合力が強いことが推察できる。

インプラントスクリュー形態はネック部付近にはないが、この形態は、抜歯後即時埋入の場合、唇頬側に骨がない場合でも舌側骨にインプラントを沿わせて埋入でき、埋入位置の唇頬側への移動による狂いがないという利点がある。症例を通して、アンキロスインプラントを用いた即時荷重、ならびに抜歯後即時荷重の注意点について述べてみたい。

3　アンキロスインプラントを用いた即時荷重症例

症例 6-1-1

患者は71歳男性で、上顎無歯顎によるインプラント治療を希望して来院。

現病歴、全身的には問題はなく、上顎は右側中切歯から犬歯と左側犬歯に根面板が装着されており、オーバーデンチャーで、下顎の左側第二大臼歯も欠損していた（症例 6-1-1a〜c）。X線検査では、骨量は多く（症例 6-1-1d）、アンキロスインプラントを上顎に10本埋入した。埋入トルク値は35N以上であったが、20日後に右側

93

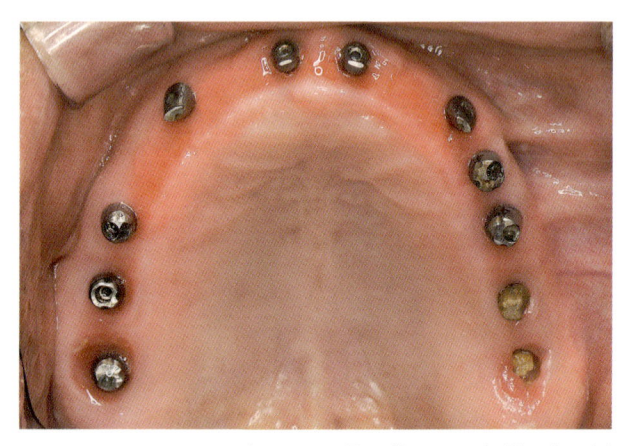

6章 患者負担軽減のための即時荷重テクニック

症例6-1-1e インプラントは骨の軟らかい左側に多く埋入することになった。

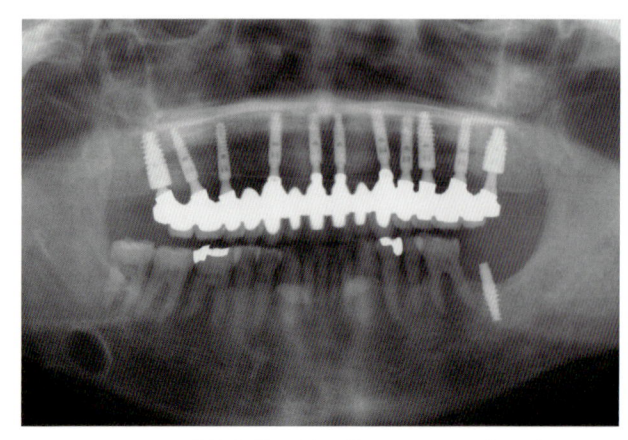

症例6-1-1f 最遠心部の骨は軟らかいので径の太いサイズのインプラントを埋入。

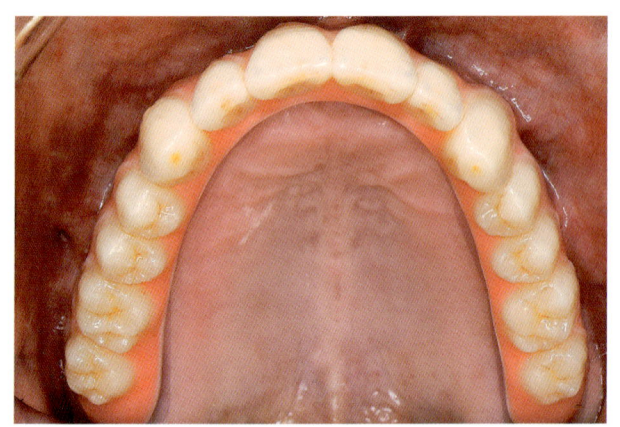

症例6-1-1g 上部構造は、ジルコニアフレームと二ケイ酸ガラスセラミッククラウン。

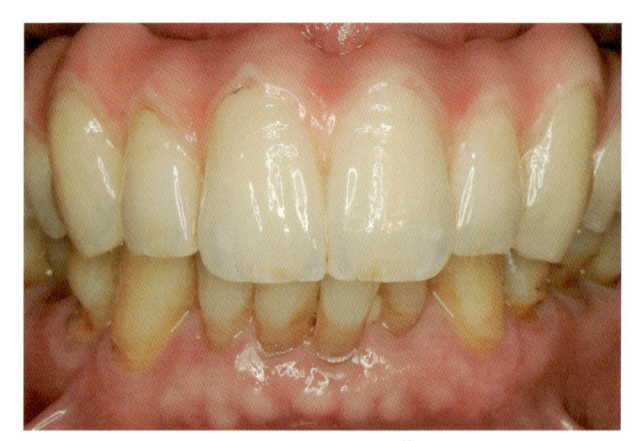

症例6-1-1h ジルコニアと二ケイ酸ガラスセラミックの組み合わせにより、審美的上部構造を製作できた。

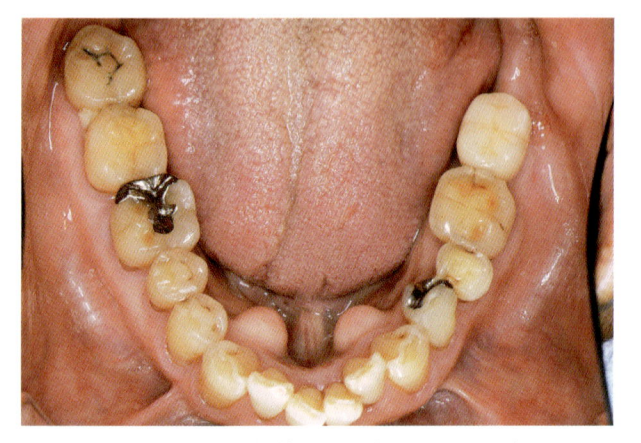

症例6-1-1i 下顎左側第二大臼歯にも二ケイ酸ガラスセラミッククラウンを装着。

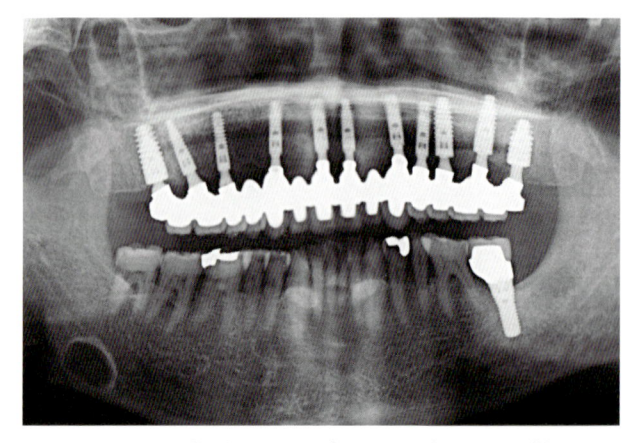

症例6-1-1j 上顎には、11本のインプラントを埋入し、即時荷重を達成できた。

臼歯部のインプラントに動揺が生じたので第一小臼歯までの咬合とし、インプラントを1本追加埋入した。コバルトクロムワイヤーを2本使用して剛性を高めたテンポラリーブリッジを装着し、テンポラリークラウンを第二小臼歯までの咬合に変更し、様子をみた。その結果インプラントの動揺は消失し、オッセオインテグレーションを達成でき、上部構造を装着できるようになった（症例6-1-1e、f）。

6.1 治療期間短縮のための抜歯後即時埋入・即時荷重

症例6-1-2　下顎無歯顎の即時荷重症例

症例6-1-2a｜症例6-1-2b

症例6-1-2a　上顎は無歯顎で下顎は前歯部が残存していた。

症例6-1-2b　下顎の前歯残存の影響で、特に上顎前歯部の骨吸収が著しい。

症例6-1-2c｜症例6-1-2d

症例6-1-2c　下顎右側臼歯部の骨吸収は、比較的少ない。

症例6-1-2d　上顎骨には、8mmのアンキロスインプラントが埋入できる骨が残存。

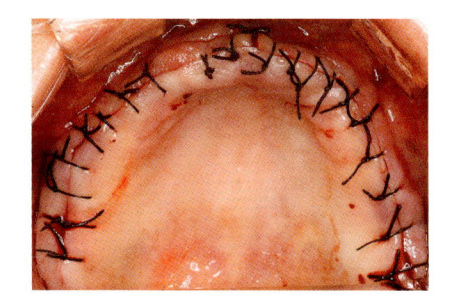

症例6-1-2e　上顎は、骨質と、インプラントが8mmであることから、2回法で埋入。

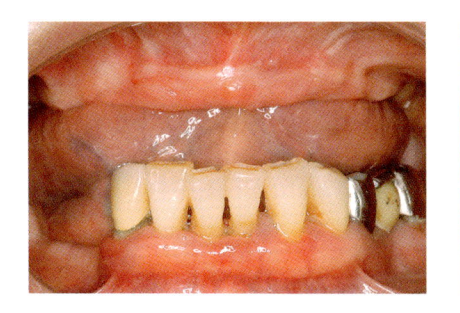

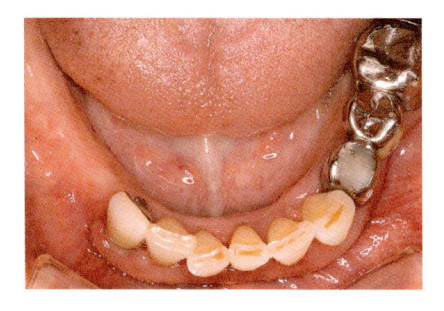

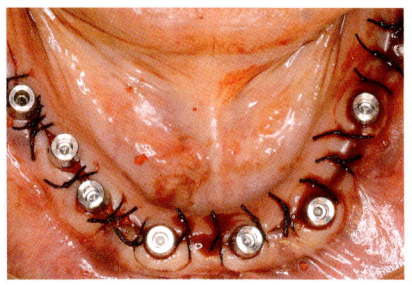

症例6-1-2f　下顎はシンコーンアバットメントを使用し、上部構造を装着。

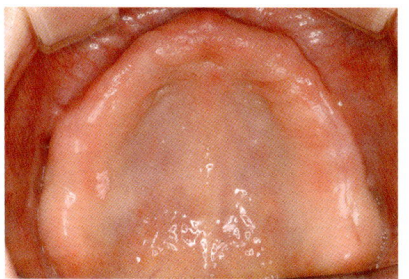

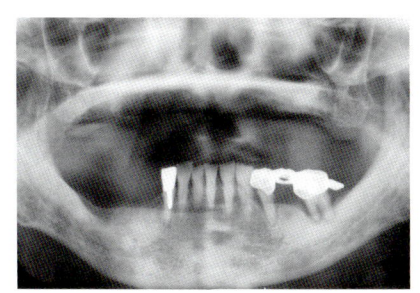

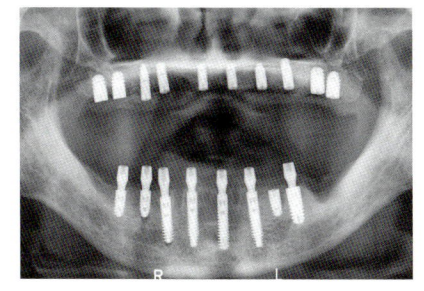

症例6-1-2g　下顎第二小臼歯部のインプラントは初期固定が35Nに達しなかったので、アバットメントは装着しなかった。

　3ヵ月後ジルコニアフレームに二ケイ酸ガラスセラミッククラウンをセメンティングした上部構造を装着した（症例6-1-1g、h）。下顎の左側第二大臼歯にも同様の材料でクラウンを製作し、装着した（症例6-1-1i、j）。

症例6-1-2

　患者は69歳女性で、上下顎のインプラントを希望して来院（症例6-1-2a）。上顎は無歯顎で（症例6-1-2b）、総義歯を使用していた。下顎は前歯部が残存していた（症例6-1-2c、d）。上顎は、アンキロスインプラントの8mmが埋入できる骨量である10mmしかなく、骨も軟らかく、埋入トルク値が35Nに達しておらず、また骨削除量も少なく、腫脹も少ないので、義歯を使用して即時荷重は行わなかった（症例6-1-2e）。そこで、埋入後3ヵ月の治癒期間を設ける通常荷重とした。下顎は、骨質も良く、埋入トルク値も35Nを超えていた。また骨削除量が多く、術後の腫脹も大きいので即時荷重によって固定性の暫間義歯とし、患者の術後の疼痛を軽減することにした。アバットメントにはシンコーンアバットメントを使用した（症例6-1-2f）。下顎左側第二小臼歯部のインプラントは、埋入トルク値が35Nに達しなかったので、通常荷重とした（症例6-1-2g）。3ヵ月後に印象採得し、咬合採得、排列試適後、シンコーンシステムを使用し、固定性上部構造を製作した（症例6-1-2h～l）。下顎左側第一大臼歯部は、遠心に延長するために、アンキロスインプラントはB（直径4.5mm）を選択した。上顎の

95

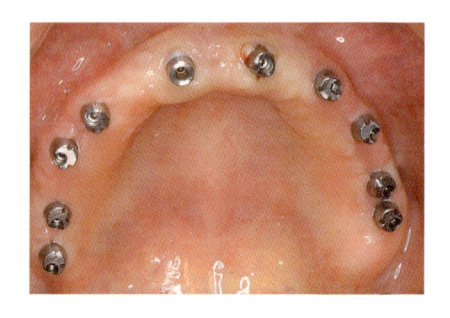

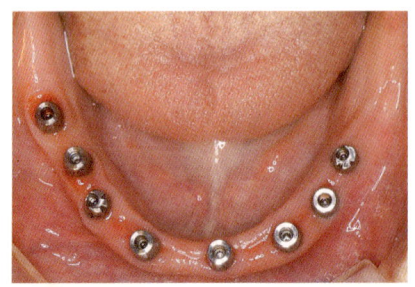

6章 患者負担軽減のための即時荷重テクニック

症例6-1-2h｜症例6-1-2i

症例6-1-2h 角度付シンコーンアバットメントは、ガイドによるインプラントへの連結をするため、グルーブを入れた。

症例6-1-2i 下顎にも同様にグルーブを入れた。

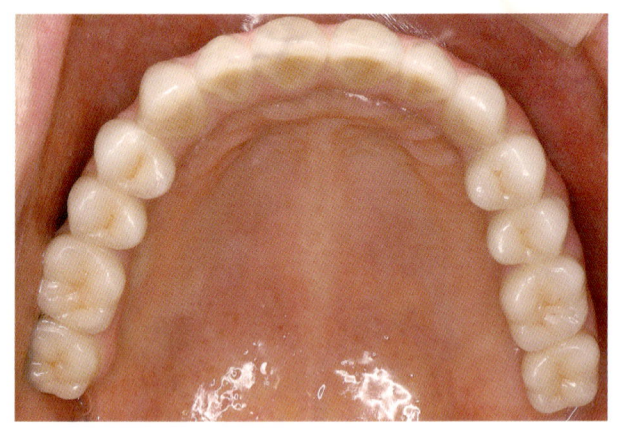

症例6-1-2j 術者可撤性上部構造を装着し、メインテナビリティーを高めた。

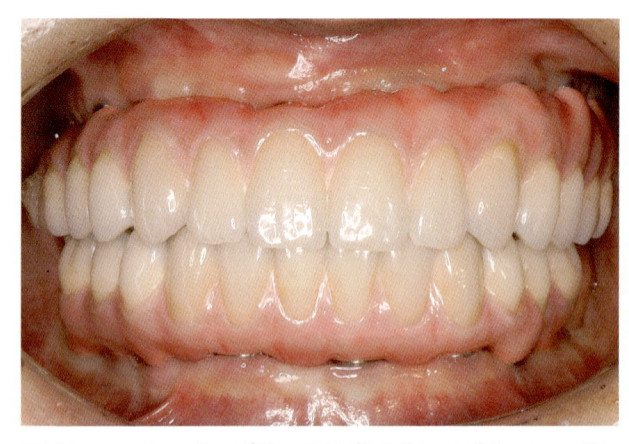

症例6-1-2k インプラントは歯ブラシでブラッシングしやすい形態とした。

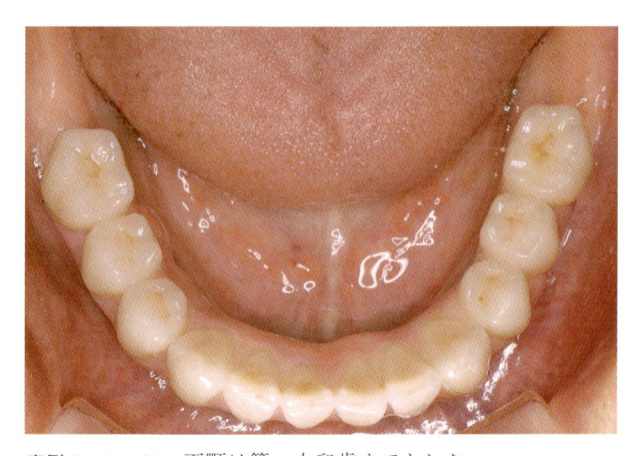

症例6-1-2l 下顎は第一大臼歯までとした。

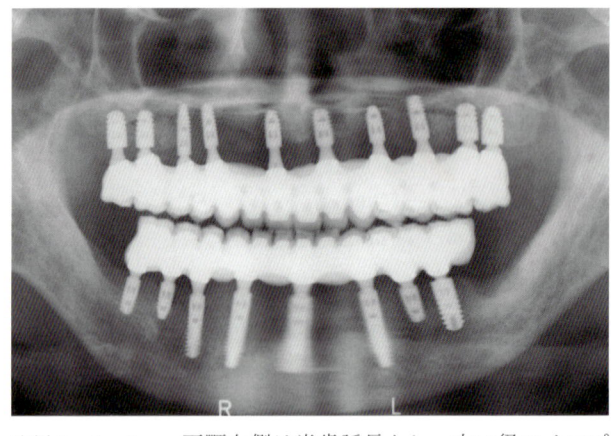

症例6-1-2m 下顎左側は半歯延長とし、太い径のインプラントを使用。

両側遠心部も骨が軟らかいため、Bを選択した（症例6-1-2m）。下顎は抜歯後即時埋入・即時荷重ではあるが、骨を削除することになり、実際には抜歯窩をほとんど削除することにより、通常の即時荷重に近いインプラント埋入となった。

4 アンキロスインプラントを用いた抜歯後即時埋入・即時荷重症例

抜歯後即時埋入・即時荷重は、インプラント周囲が抜歯窩であるため骨が存在しない部分があり、インプラントに負荷がかかると動揺を生じ、即時荷重よりさらにリスクが高くなる。インプラントの動揺を防ぐためにいくつかの注意点が必要になる。注意点は、既存骨に十分支

6.1 治療期間短縮のための抜歯後即時埋入・即時荷重

症例6-1-3　上顎中切歯の即時荷重症例

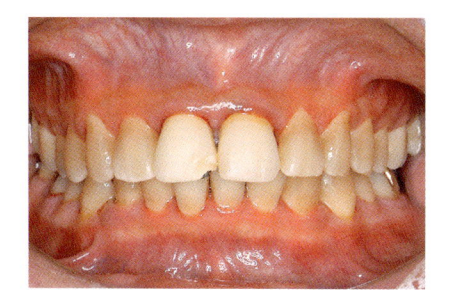

症例6-1-3a　上顎両側中切歯を抜歯する。

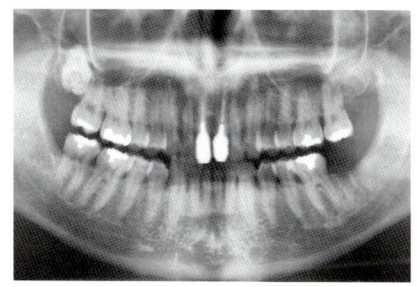

症例6-1-3b　下顎左側第二大臼歯も欠損。

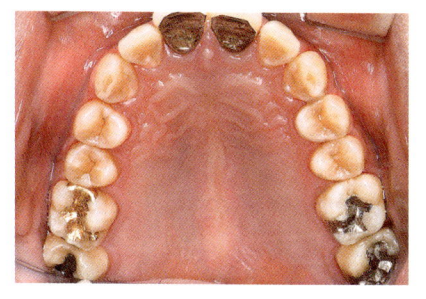

症例6-1-3c　犬歯の尖端の咬耗がみられた。

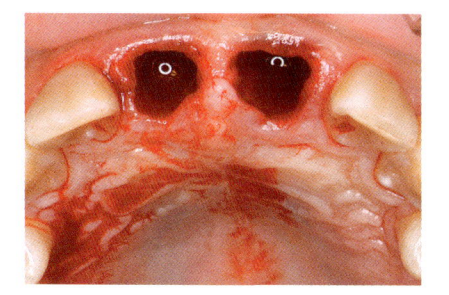

症例6-1-3d　抜歯窩。

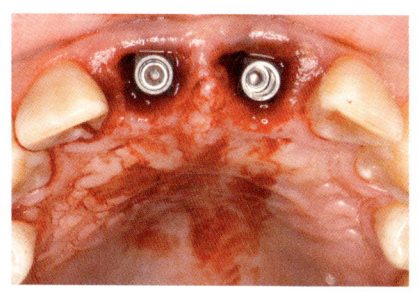

症例6-1-3e　アンキロスインプラントを埋入。

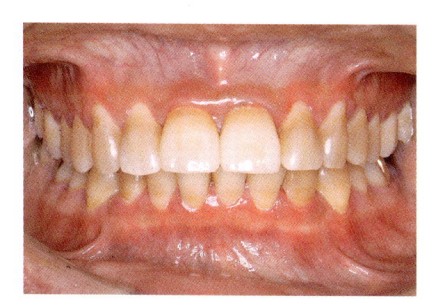

症例6-1-3f　オールセラミッククラウンを装着。

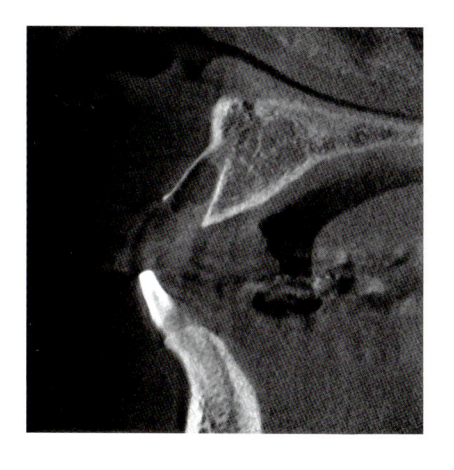

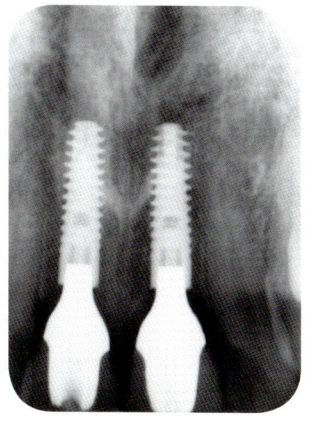

症例6-1-3g　抜歯後のCT画像。薄い唇側の束状骨。

症例6-1-3h　アバットメントにはジルコニアアバットメントを使用。

えられるように、より長いインプラントを選択することである。骨が軟らかい場合には、より太いアンキロスインプラントを選択する。さらにより多く埋入することにより、リスクを小さくする。

症例6-1-3

症例は、上顎両側中切歯の外傷による抜歯後即時埋入となった症例である(症例6-1-3a～c)。抜歯窩からの感染を防ぐために抜歯窩の搔爬を行い(症例6-1-3d)、口蓋側に埋入した。口蓋側骨は硬い症例が多く、リンデマンバーを用いて選択的に口蓋側骨を切削し、抜歯窩治癒後の骨の位置、補綴的な咬合関係からインプラントの埋入位置、方向、深度を決めた治療計画に沿ってインプラントを埋入した(症例6-1-3e)。唇側のスペースには、自家骨を充填した[3]。4ヵ月後に上部構造を装着した(症例6-1-3f)。大事な点は、診断にあたりデンタルCT(コンピュータ断層撮影)の矢状断画像(症例6-1-3g)から埋入位置を診断し、それをインプラントの埋入手術で実行するための道具を選択することである。アンキロスインプラントを使用することにより、審美性と、マイク

97

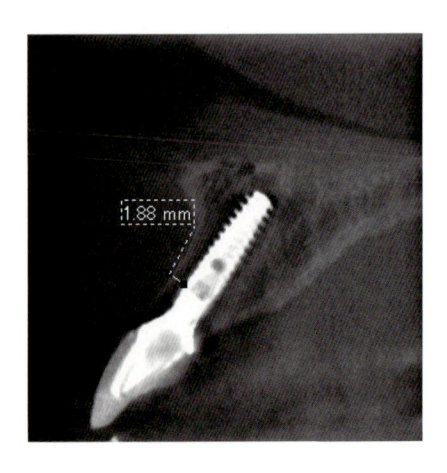

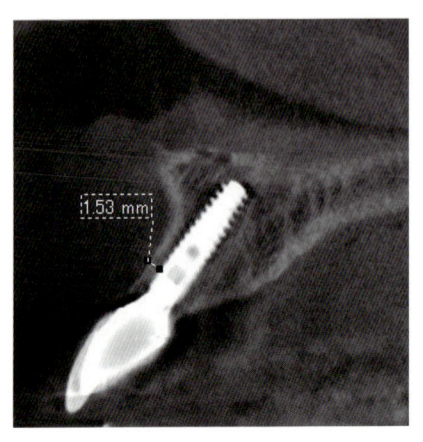

6章　患者負担軽減のための即時荷重テクニック

症例6-1-3i｜症例6-1-3j

症例6-1-3i　4ヵ月後で、唇側骨は1.88mm。

症例6-1-3j　4年後で、唇側骨は1.53mmに減少。

症例6-1-4　上顎両中、側切歯の即時荷重症例

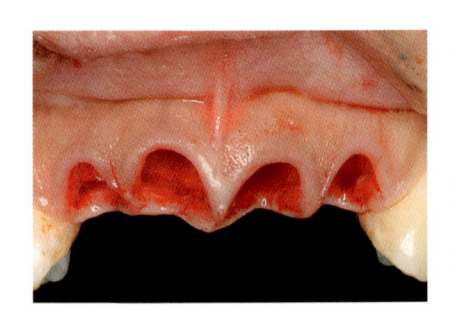

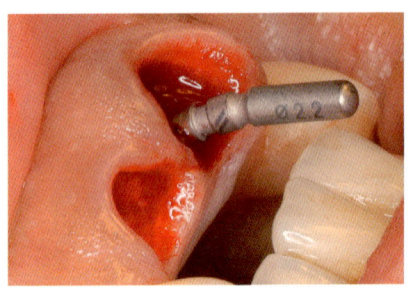

症例6-1-4a｜症例6-1-4b

症例6-1-4a　4前歯を抜歯直後の唇側面観。

症例6-1-4b　15°の深度ゲージを使用。

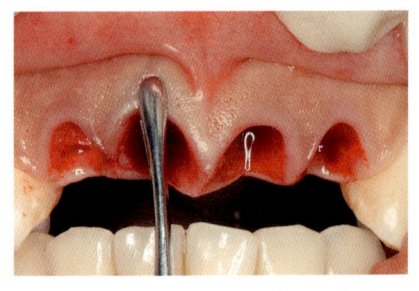

症例6-1-4c　唇側骨の高さを確認。 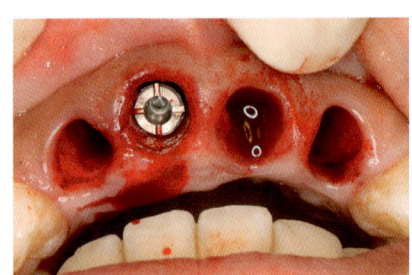　症例6-1-4d　インプラントの埋入。 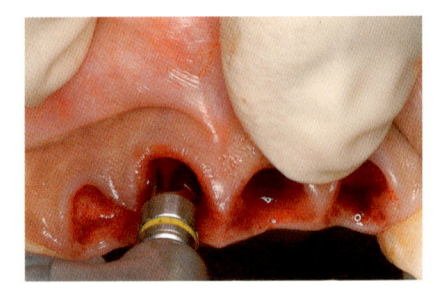　症例6-1-4e　ドリルは舌側骨を削除。

ロギャップのないアバットメントとインプラントの連結を達成することができる（症例6-1-3h）。上部構造装着後に、唇側骨は1.88mmの厚みを有していた（症例6-1-3i）。上部構造装着後4年経過した唇側骨の厚みは、1.53mmであった（症例6-1-3j）。

症例6-1-4

患者は26歳女性で、矯正治療の不満足から、上顎両側中切歯、側切歯のインプラント希望で来院した。症例6-1-1と同様にCTから埋入位置を診断し、アンキロスインプラントを使用して抜歯後即時埋入、即時荷重が可能であると判断した（症例6-1-4a）。症例は上顎前突症例であるため、インプラント治療のための抜歯により唇側骨の吸収が生じ、患者の要求を満足するが、インプラントの適切な位置への埋入が可能であるかの診断と、その実施が手術時にできるかどうかが重要になる（症例6-1-4b〜e）。症例でにはジルコニアアバットメント（15°の角度付）を使用してテンポラリークラウンを装着した（症例6-1-4f,g）。4ヵ月後にオールセラミッククラウンを装着できた。アンキロスインプラントにはジルコニアアバットメントがあるが、若年で、比較的咬合力の弱い患者では、症例6-1-4iの右側の長いアバットメントを採用するようにしている（症例6-1-4h、i）。

98

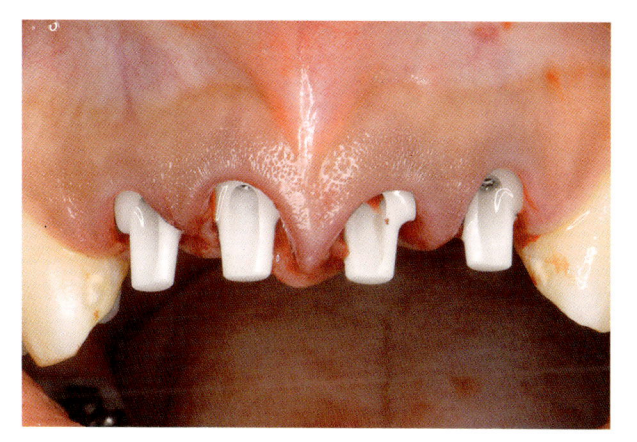

6.1 治療期間短縮のための抜歯後即時埋入・即時荷重

症例6-1-4f　ジルコニアアバットメントを使用。

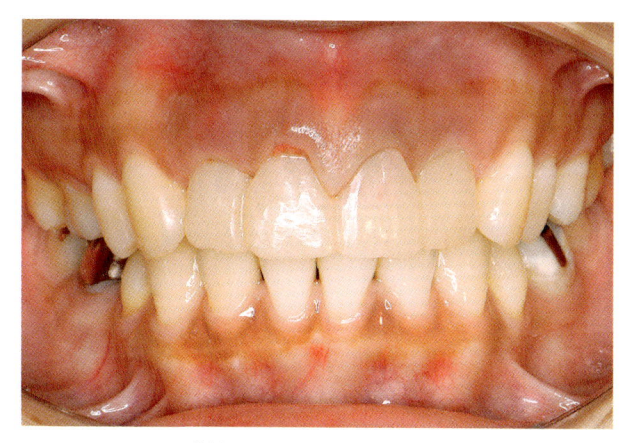

症例6-1-4g　連結レジンクラウンを仮着。

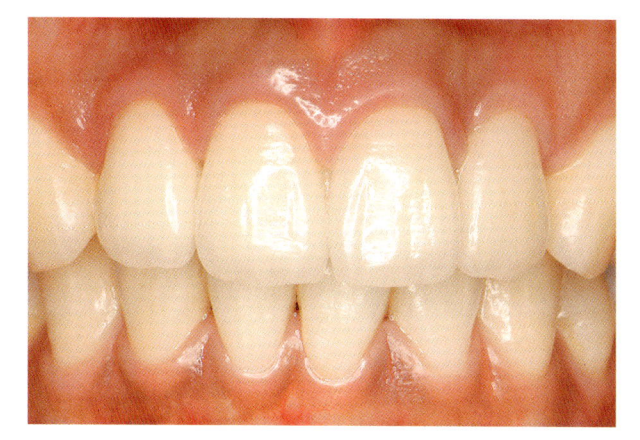

症例6-1-4h　最終クラウンは、シングルクラウンとした。

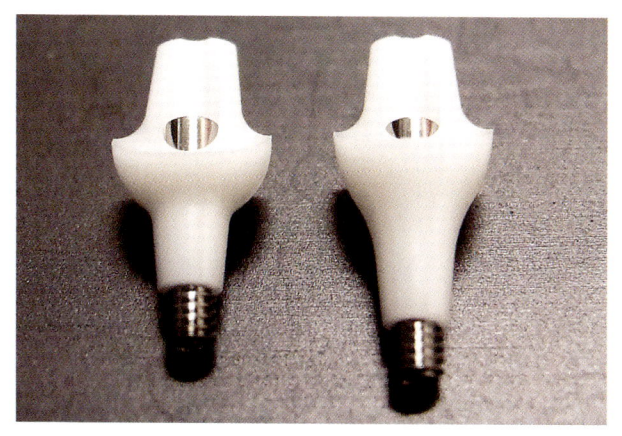

症例6-1-4i　咬合力が弱い場合には、長いアバットメントが第一選択（右側のアバットメント）。

5　まとめ

　即時に上部構造を装着することにより患者の負担軽減をすることは、重要なことではあるが、そのために失敗をして治療期間を長引かせてはならない。患者の条件により、即時荷重治療のリスクは変動し、100名には100通りのリスクの組み合わせがあり、患者の持っている条件を精査し診断をすることが大切である。患者には診断結果をできるだけわかりやすく説明し、即時荷重にするかどうか決めてもらうことが重要である。即時荷重を行う場合の注意点として、インプラントの動揺を防ぐには、インプラントの初期固定を図るため、スクリューデザインが骨質に対して十分機能するようにスレッドのデザインが付与されていることが必要になる。インプラント表面の微細構造や、活性化処理が付着を早く、また密度を高めるので、即時荷重のインプラントではそれらの事がらも要求される。インプラント-アバットメント接合部には、マイクロギャップや、マイクロムーブメントがないインプラントが最適である。個々のインプラントが咬合力に対して動揺する場合には、上部構造による連結固定が必要になる。上部構造の咬合は、通常第二小臼歯までとし、骨の軟らかい大臼歯部は通常咬合させない。上部構造は、破折しないように、丈夫で剛性の高い材料を使用することも重要である。

参考文献

1. Cameron HU, Pilliar RM, MacNab I. The effect of movement on the bonding of porous metal to bone. J Biomed Mater Res 1973;7(4): 301-311.
2. Pilliar RM, Lee JM, Maniatopoulos C. Observations on the effect of movement on bone ingrowth into porous-surfaced implants. Clin Orthop Relat Res 1986;(208):108-113.
3. Botticelli D, Berglundh T, Lindhe J. The influence of a biomaterial on the closure of a marginal hard tissue defect adjacent to implants. An experimental study in the dog. Clin Oral Implants Res 2004;15(3): 285-292.

6.2 シンコーンシステムを応用した即時荷重オーバーデンチャー

浅賀 寛
(Hiroshi Asaka)
埼玉県開業 浅賀歯科医院
日本大学客員教授・松戸歯学部口腔インプラント科
日本大学歯学部卒業
日本口腔インプラント学会評議員、指導医・専門医

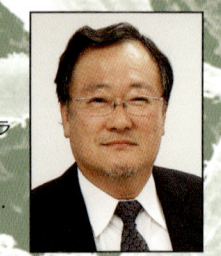

1 はじめに

　現在のインプラント治療による全顎補綴に関して即時埋入、即時荷重は時代の求める方向にあると考える。複数歯欠損においてインプラント治療を希望する患者の多くは高齢者や中高年であり、治療期間に制限があることや、早期の補綴を希望される患者も少なくない。歯周病におかされている歯や、義歯の使用によっての審美的な障害、食事の際に感じている不満や不快感は多大なものであると推察される。そのうえでインプラント治療は、最終的に顎口腔機能の回復を図るという目的だけでなく、より患者のQOL向上を意識した方法の選択を迫られている。

　現在の義歯使用者、または今後義歯を使用しなければならない患者にインプラントを応用した補綴処置を検討した場合、機能や審美、時間を考慮すると即時機能は避けられないと考えられる。特に無歯顎症例でインプラントを埋入し免荷期間を設けた場合、一時的に義歯の使用を中止することになり、これは機能的な障害のほかに社会生活を送るうえで患者に心理的にも大きな負担となる場合がある。これらの問題に対して早期の機能回復や審美性の回復、そして治療期間の短縮が求められ、現在、インプラントの即時機能や即時荷重による口腔機能の回復は避けて通ることのできない道である。さらにそれらの処置では、患者の求めているものが何であるかということも深く認識しなければならない。患者の求めているものは、安心、安全で低侵襲の手術であり、治療期間はより短く、治療費はより安く、顎口腔機能がいかに長期的に安定するか、ということが重要なのである。

　インプラントをオーバーデンチャーの維持源とし、その維持装置に既製のコーヌステレスコープ型アタッチメントを用い、即時荷重を与えることを可能としたのがアンキロスシンコーンシステム（デンツプライフリアデント、図6-2-1～5）である。

　インプラントを上顎、または下顎のオトガイ孔間に4本埋入して、義歯とインプラントをリジッドに固定する。維持装置にはノンスプリント式のコーヌステレスコープ型アタッチメントシステムを用いる。

　術式としては、インプラント埋入手術を行い、手術後に内冠となるコーヌステレスコープ型アバットメントをインプラントに連結する。そして義歯とアバットメントの連結固定部位となる外冠は、手術直後に即時重合レジンを用いてただちに義歯内に取り込む。義歯は即時重合レジンが重合して硬化した後に内面を調整し、その後、ただちに口腔内に装着することができる。これによって手術当日からインプラントに即時荷重を与えることが可

図6-2-1、2　アンキロスシンコーンシステム。

図6-2-3　アンキロスシンコーンアバットメント。3.0mm、ストレート。

図6-2-4　アンキロスシンコーンアバットメント。3.0mm、角度付15°。

図6-2-5　シンコーンキャップ。

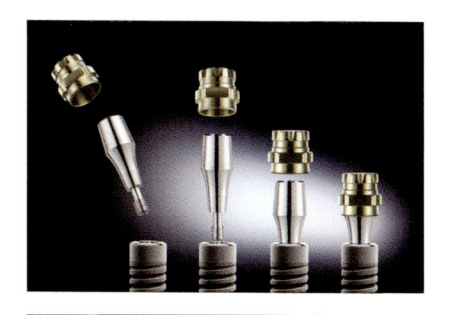

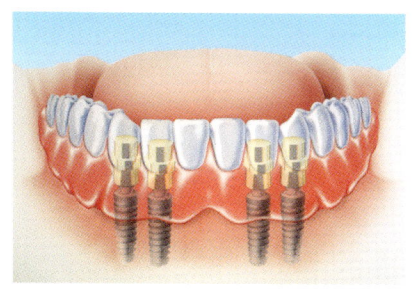

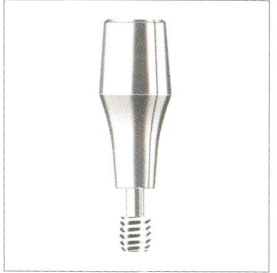

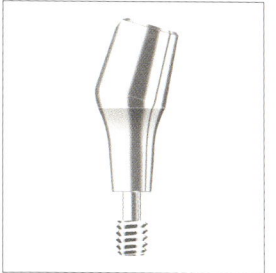

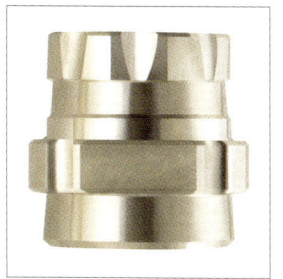

術式解説：下顎無歯顎症例

症例6-2-1a　術前パノラマX線写真。下顎臼歯部歯槽骨の水平的骨吸収が認められる。

症例6-2-1b　術前口腔内写真。

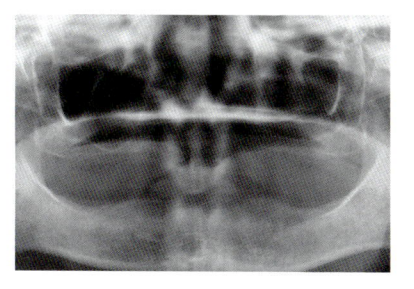

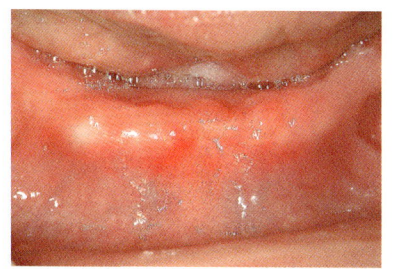

能である。患者は手術当日から義歯を装着して帰宅することができ、また義歯を使用して流動食もしくは軟性の食事を摂ることができる。

既製のコーヌステレスコープ型アタッチメントを用いることで、コストも大幅に削減でき、手術時間の短縮も期待できる。さらに、無歯顎患者のみならず、重度歯周病患者などの抜歯後即時埋入手術にも応用でき、幅広い症例に対応可能である。

2　術式解説

術式

患者は68歳女性。上下顎ともに無歯顎であり、全部床義歯を装着するが、義歯装着時に下顎全部床義歯の不安定感や、会話時に義歯の浮き上がり感を強く認めたために義歯の調整を繰り返していた。患者は現在の義歯に対して強いストレスを感じており、より安定した維持を求めていた。

診断

初診時のパノラマX線写真(症例6-2-1a)で下顎臼歯部歯槽骨の水平的骨吸収が認められるが、パノラマX線診断とあわせてCT検査を行い、より詳細な診断を行った。その結果、オトガイ孔間に良好な骨質を認めたためアンキロスインプラントを埋入し、シンコーンシステムを応用することとした。

インプラント埋入手術

口腔内消毒と浸潤麻酔を行った後(症例6-2-1b)に、オトガイ孔間の歯槽頂を切開し、オトガイ孔を明示しな

6章 患者負担軽減のための即時荷重テクニック

術式解説：下顎無歯顎症例

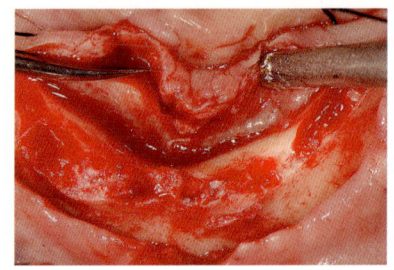

症例6-2-1c オトガイ孔間の歯槽頂を切開し、オトガイ孔を明示しながら歯肉粘膜骨膜弁を形成する。鋭利な骨頂をラウンドバーにて平らにすることでインプラント周囲に十分な骨幅を確保する。

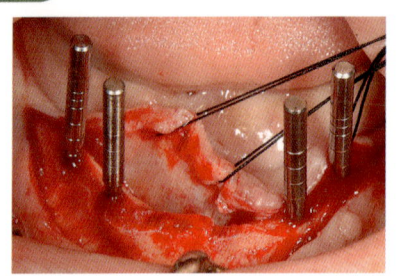

症例6-2-1d インプラント窩の平行性を確認する。多少の誤差はアバットメントで修正することが可能である。

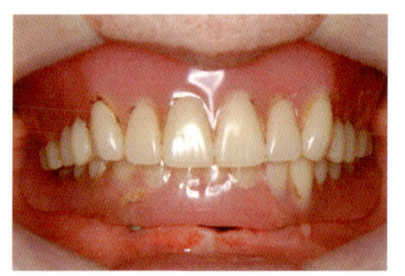

症例6-2-1e 暫間補綴物装着時口腔内写真。旧義歯を利用することで即時補綴が容易である。

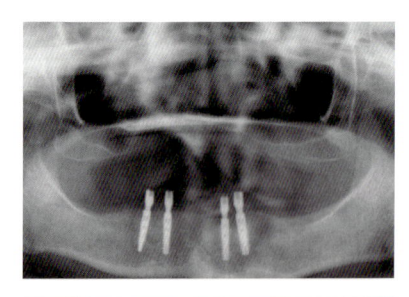

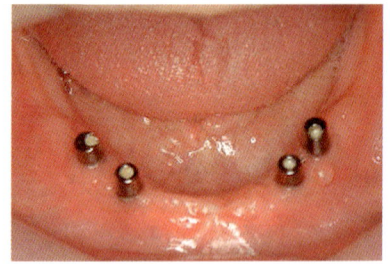

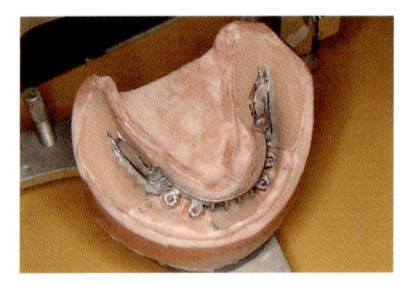

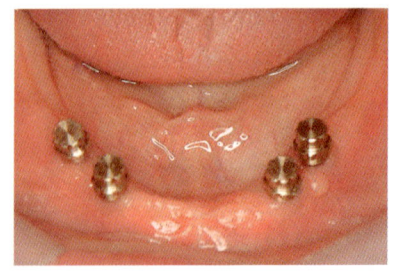

症例6-2-1f 術後パノラマX線写真。

症例6-2-1g 上部構造のメタルフレーム。

症例6-2-1h 印象採得時口腔内写真。アバットメント周囲に歯肉の炎症は認められず、良好な歯肉形態を維持している。

症例6-2-1i シンコーンキャップ装着時口腔内写真。

がら歯肉粘膜骨膜弁を形成した（症例6-2-1c）。鋭利な骨頂をラウンドバーにて平らにし、通法に基づいて平行性を確認しながら4本のインプラント窩を形成し、インプラントの埋入を行った（症例6-2-1d）。下顎両側犬歯部に4°のテーパーが付いたシンコーンアバットメント・ストレート、第一小臼歯部に4°のテーパーが付いたシンコーンアバットメント・角度付15°を連結し、縫合した。

シンコーンアバットメントと上部構造の連結

上部構造は現在使用している全部床義歯を利用し、暫間補綴物とした。埋入した4本のインプラントに連結されたシンコーンアバットメント（内冠）（図6-2-3、4）に既製のシンコーンキャップ（外冠）（図6-2-5）を装着し、あらかじめ表面を開窓した全部床義歯に即時重合レジンを流すことで義歯内部にシンコーンキャップを取り込んだ。即時重合レジンが硬化したことを確認した後、口腔内から取り出し内面調整を行った。早期接触や咬頭干渉がないことを確認して暫間補綴物の調整を終了した（症例6-2-1e）。

術後3ヵ月間数回の調整を繰り返し、上部構造の製作を開始した。通法どおり印象採得、および暫間補綴物を利用しての咬合採得を行った。上部構造のメタルフレームを製作し口腔内に試適して適合の確認を行った後（症例6-2-1-6f〜i）、上部構造を完成させた（症例6-2-1j〜o）。

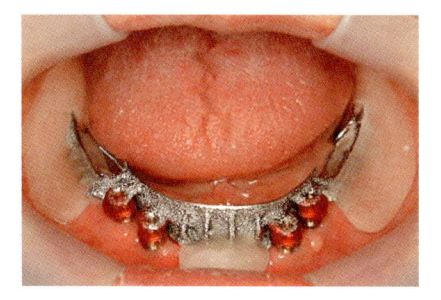

6.2 シンコーンシステムを応用した即時荷重オーバーデンチャー

症例6-2-1j　メタルフレームの口腔内試適。

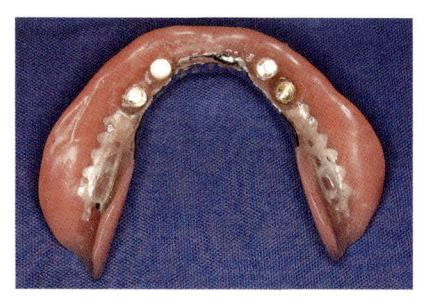

症例6-2-1k、l　上部構造。

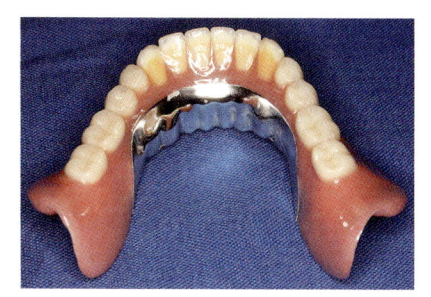

症例6-2-1m、n　術後5ヵ月のデンタルX線写真。プラットフォーム周囲に歯槽骨が維持されており、周囲組織の経過は良好である。

症例6-2-1o　上部構造装着後口腔内写真。

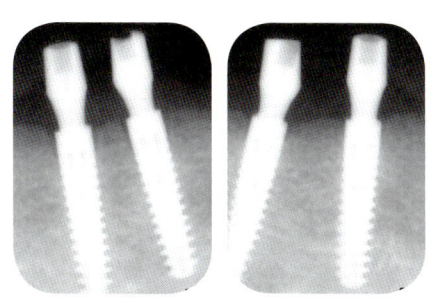

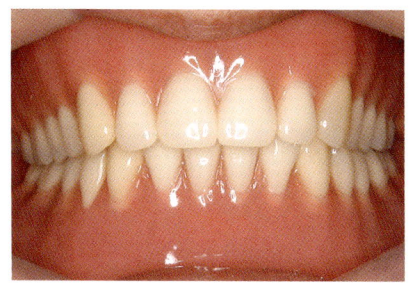

症例6-2-2　下顎即時荷重症例―オトガイ孔が歯槽頂に開孔

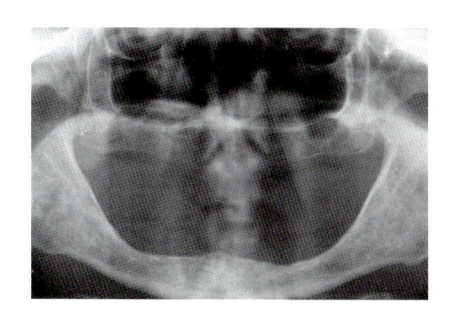

症例6-2-2a　術前パノラマX線写真。下顎顎堤は高度に吸収しており、下顎管は骨縁上に露出している。

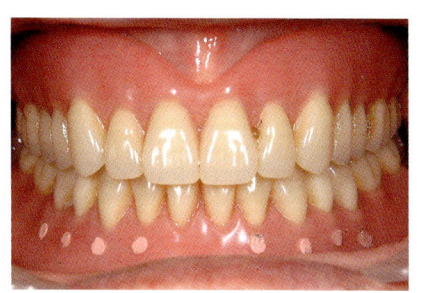

症例6-2-2b　術前口腔内写真。

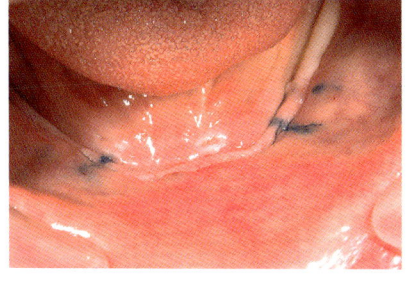

症例6-2-2c　術前口腔内写真。顎堤は高度に吸収している。

3　症例供覧

下顎即時荷重症例（症例6-2-2）

患者年齢および性別：74歳、男性

主訴：下の入れ歯が動いて食事ができない

　オトガイ孔より遠心は骨吸収が進行しており、下顎管が歯槽頂上に露出してしまっている症例である（症例6-2-2a）。患者は義歯使用時の痛みや、義歯が不安定なため不快感を訴えており、インプラントの適応であると診断された。利用できる骨はオトガイ孔間の歯槽骨しか残されていないため、臼歯部は骨造成が必要であるが、骨造成は治療が長期にわたり患者に多大な精神的、肉体的負担を強いることになるため現実的ではない。そのためインプラント支持の固定性補綴物では臼歯部までの補綴は困難であると考えた。そこで、骨造成することなくオトガイ孔間の骨のみで義歯を即時固定できるシンコーンシステムが最善であると診断した（症例6-2-2b〜h）。

　治療終了後、義歯が固定されたことによって義歯使用時の不快感や疼痛が大幅に軽減され、高い患者満足が得られた。治療期間の短縮、治療費の削減と、下顎管に絡まないことで、偶発症の回避ができた（症例6-2-2i〜l）。

103

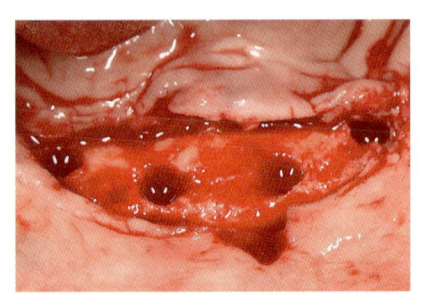

6章　患者負担軽減のための即時荷重テクニック

症例6-2-2d　歯槽頂切開、剥離、オトガイ孔間にインプラント窩形成。

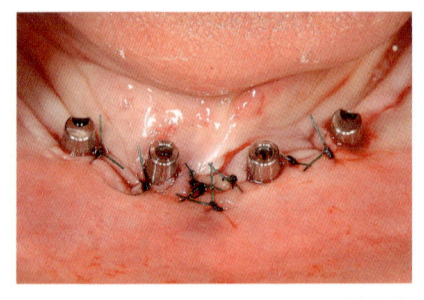

症例6-2-2e　フィクスチャー埋入後にシンコーンアバットメントを連結した後、縫合。

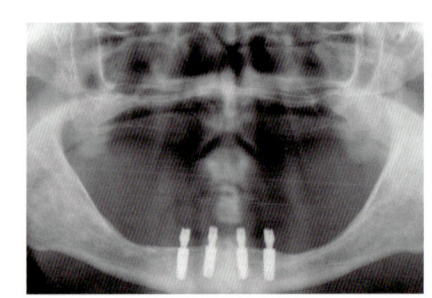

症例6-2-2f　術後パノラマX線写真。

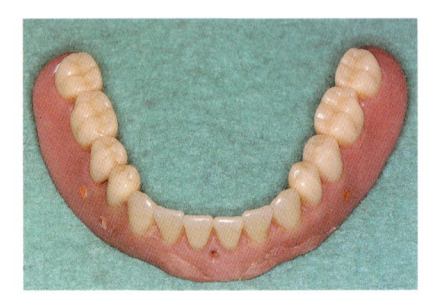

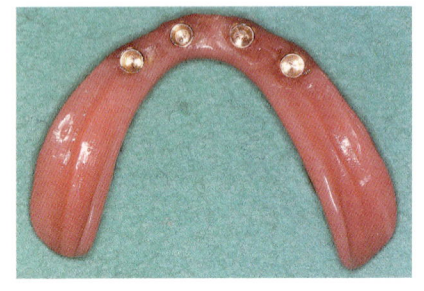

症例6-2-2g｜症例6-2-2h　症例6-2-2g、h　旧義歯を利用した即時義歯。

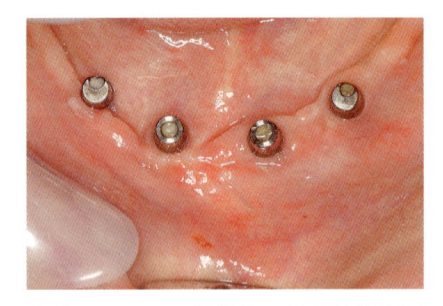

症例6-2-2i　術後3ヵ月の口腔内写真。

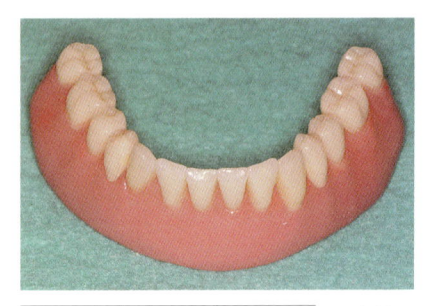

症例6-2-2j｜症例6-2-2k｜症例6-2-2l　症例6-2-2j〜l　上部構造。

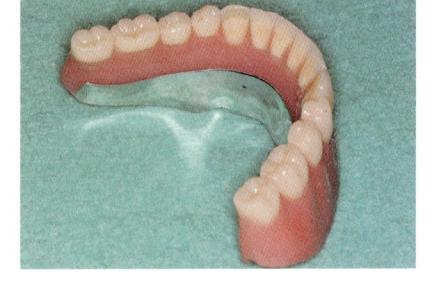

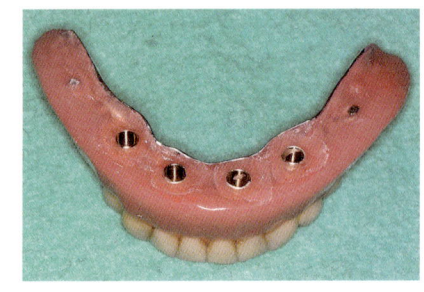

上顎即時荷重症例（症例6-2-3）

患者年齢および性別：73歳、男性
主訴：入れ歯の調子が悪く硬いものを食べるときは外している、なんとかしたい

　上顎は骨量もあり、AP（アンテロポステリア）スプレッドを考慮した状態で臼歯部にフィクスチャーが埋入できる症例である（症例6-2-3a）。

　総義歯を使用していた経験のある患者は、術後にインプラントの免荷期間を設けるために2回法にし、治癒期間中に総義歯の使用を選択してもほぼ違和感なく使用できることが多い。しかし、義歯使用経験のない患者は術後の総義歯の使用はかなりの苦痛を強いることになるため、即時荷重のできない症例では暫間的にIPインプラントを使用するなど配慮が必要である。

　今回の症例では、十分な骨量がありフィクスチャーを台形に埋入することができたため、即時荷重とした（症例6-2-3b〜h）。

　術後の経過は良好で、メインテナンス時のペリオテスト値もマイナスの値を示しており安定している（症例6-2-3i〜m）。シンコーンシステムを使用する以前に使用していた総義歯と違い、口蓋の義歯床を除去することが可能となったため、義歯の不快感、安定性、発音などを大幅に改善できた。

4　考察

　最新のインプラントによる全顎補綴として、All-on-4をはじめとしたさまざまな方法やコンポーネントが各

6.2 シンコーンシステムを応用した即時荷重オーバーデンチャー

症例6-2-3　上顎即時荷重症例

症例6-2-3a｜症例6-2-3b

症例6-2-3a　術前パノラマX線写真。顎堤は十分ではないが、臼歯部にもある程度の骨量が認められる。

症例6-2-3b　術前口腔内写真。

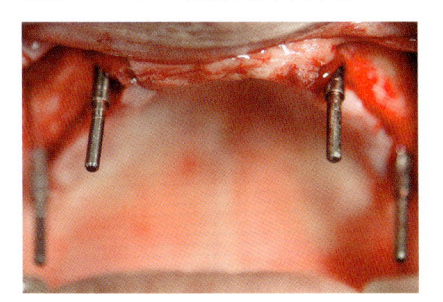

症例6-2-3c　切開、剥離、上顎両側犬歯相当部および上顎両側第二大臼歯相当部にインプラント窩形成。フィクスチャーの埋入位置はAPスプレッドを十分に確保した台形に配置されており、即時荷重が可能となった。

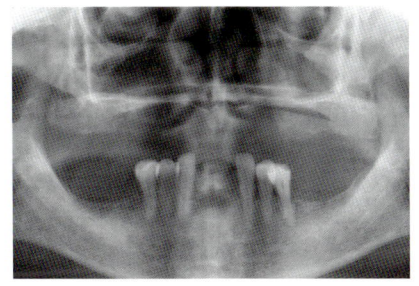

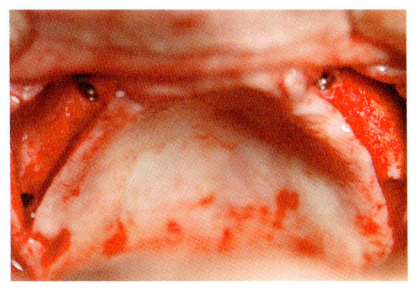

症例6-2-3d　フィクスチャー埋入後口腔内写真。

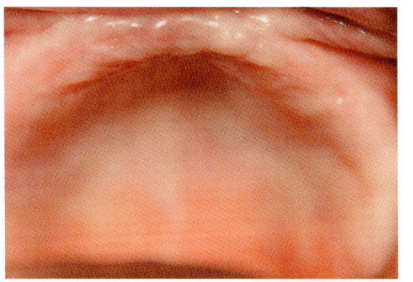

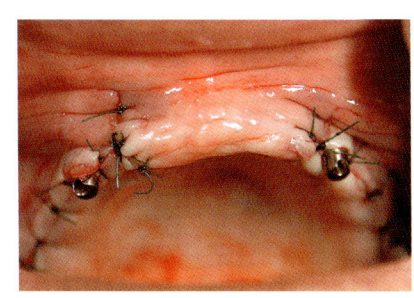

症例6-2-3e　シンコーンアバットメント連結後、縫合。

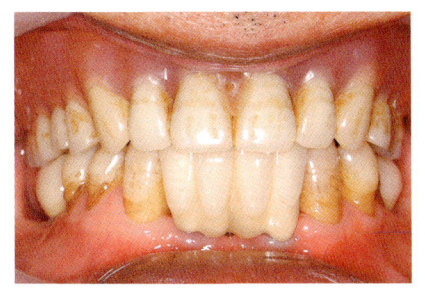

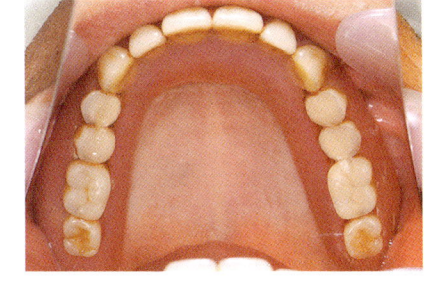

症例6-2-3f｜症例6-2-3g　　症例6-2-3f,g　旧義歯を利用した即時義歯装着。

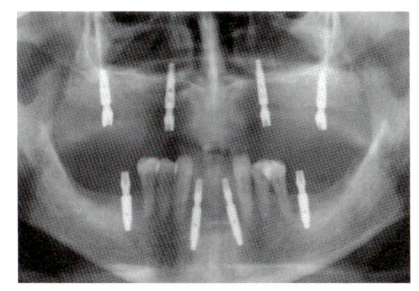

症例6-2-3h　術後パノラマX線写真。

メーカーから販売されている。その中でもシンコーンシステムは低価格で即時荷重、即時機能が実現できるきわめて有効な治療法である。また、上部構造が患者可撤性であるため清掃性も良好で、高齢者やブラッシングが困難な患者においても口腔内の良好な健康状態を維持しやすいものと思われる。

　現在まで、オーバーデンチャーの維持装置となるアタッチメントについての研究が報告され、強固な維持を求める場合にはバーで連結するスプリント式のアタッチメントが多く用いられてきた。しかし、バーアタッチメントの製作工程は非常に複雑で、中間構造を製作するのに高度な技工操作と時間を要するため、手術直後に暫間的なものであっても補綴物を完成して患者の口腔内に装着することは非常に難しい。

　シンコーンシステムでは、既製の外冠を用いることによって鋳造等の技工技術が省かれ、また外冠を即時重合レジンで義歯内に重合して組み込むことにより、30分程度のチェアサイドにおける容易な技工作業で義歯を完成させて、装着することが可能となった。手術に際し、歯科技工士の調整も必要なく、手術当日のすべての工程を歯科医師のみで行うことができる。ただし、術後即時に装着した義歯は咀嚼機能の完全な回復を意味するもので

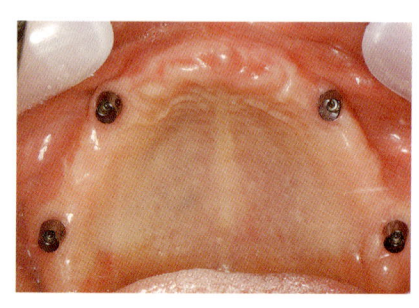

6章　患者負担軽減のための即時荷重テクニック

症例6-2-3i　術後5ヵ月の口腔内写真。

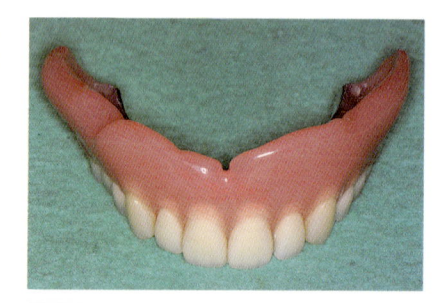

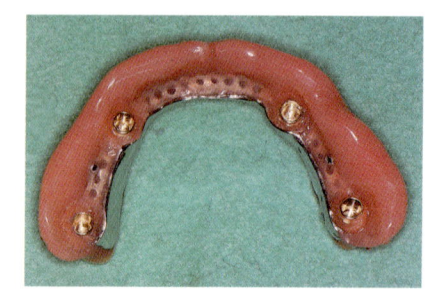

症例6-2-3j 症例6-2-3k　症例6-2-3j、k　上部構造。リップサポートを十分に考慮した義歯床縁形態を付与する。

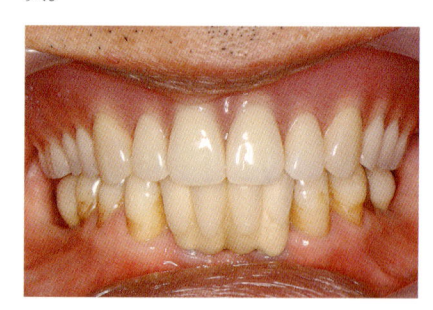

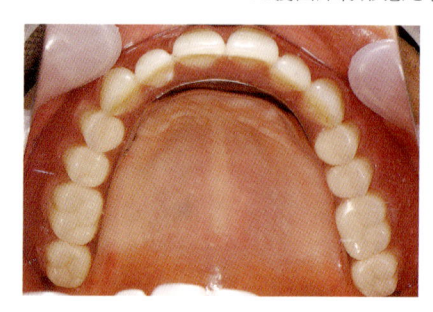

症例6-2-3l 症例6-2-3m

症例6-2-3l、m　上部構造装着後口腔内写真。

はなく、術後1ヵ月間の咀嚼には十分注意することが重要である。

　コーヌステレスコープのようなリジッド型維持装置を用いる場合に重要とされる条件には、外冠とアバットメントの高精度の適合性が挙げられる。そのためには、精密技術によって均一に加工された既製アタッチメントを用いるべきである。All-on-4に代表される既製のアバットメントを用いた即時荷重型アタッチメントも存在するが、前述したように手術当日に複雑な技工操作が必要であり、歯科医師単独で暫間補綴物装着まで行うことは難しい。また、コンポーネントにかかる費用も高額になりがちであるため、患者からのチャージもそれに比例して高くせざるを得ない。シンコーンシステムはフィクスチャーが理想的な位置、および角度で埋入されれば技工操作は非常に単純で、コンポーネントも安価である。さらに義歯タイプであるがゆえにボーンアンカードタイプと比較してリップサポートを付与しやすく、顎骨の著しく吸収した症例に対しても審美的な補綴物の製作が可能であることや、トラブルの際などの修理が容易であることも本システムの利点である。

　現在までさまざまな症例を経験したなかで、留意すべき点として以下のものが挙げられる。

①術前のCT画像診断による十分な骨形態の把握
②フィクスチャーの長さは最低11mm、できれば14mm以上が必要
③35N以上の十分な初期固定
④4本のインプラントが平行になるよう埋入する
⑤APスプレッドが十分確保できるよう埋入位置を考慮する
⑥キュアリングスリーブを必ず使用する
⑦骨造成が必要となる症例では即時荷重は避ける
⑧術後2週間義歯は外さない、軟らかい食事
⑨義歯を外さないため、縫合は吸収性の糸を使用する
⑩術後3週間は通常の食事、義歯を外しての清掃、調整
⑪上部構造は内面に必ず強固なフレームを使用する
⑫メインテナンス時にペリオテストなどを用い、インプラントの安定性を計測する

　以上が基本的な注意事項である。患者には食事に関して十分注意するよう喚起し、洗口剤を用いて洗口するように指導する。
　続いて上顎、下顎の症例に関しての注意事項を記載する。

上顎症例

①原則2回法で行う

②骨状態、骨質が良く、埋入位置が理想的にとれる症例は即時荷重の可能性あり
③遠心側のフィクスチャーは原則臼歯部に埋入する
④抜歯後即時でも4本は必ず埋入する
⑤2回法の場合は4ヵ月間オッセオインテグレーションを待ち、二次手術を行う

　日本人の顎骨は欧米人と比較して皮質骨が薄く、海綿骨は疎である。さらにシンコーンが適応となる症例は顎骨の吸収が著しい場合も多い。そこでフィクスチャー埋入に際し、スプリットクレストテクニックやエキスパンジョンテクニックが必要な症例も多く存在する。筆者は上顎の症例で即時荷重を行った場合、咬合や粘膜面の管理を十分に行ったにもかかわらずフィクスチャーのオッセオインテグレーションが緩んでしまった症例を何例か経験したため、現在原則として上顎では即時荷重は行っていない。2回法で行うにあたり、基本的には総義歯の使用を余儀なくさせるが、より強固な義歯の安定を得る必要がある場合はプロビジョナルインプラントを数本埋入し、暫間義歯の維持とすることで患者満足は得られると考える。フィクスチャー埋入の妨げにならない位置に残存歯がある場合は義歯の鉤歯として使用することで安定を得られる場合もあるため、有効に活用するべきである。さらに、埋入位置が前歯部に偏りすぎると下顎からの突き上げによりフィクスチャーのオッセオインテグレーションが緩むことや、場合によってはフィクスチャーの破折を招くおそれがあるため、埋入位置もAPスプレッドを十分に考慮することが重要であり、対合歯が天然歯やインプラントの場合は咬合の負荷が強くなる傾向にあるため特に注意すべきである。上顎では即時荷重は難しいが、十分なオッセオインテグレーションが得られた後は安定した無口蓋義歯の装着が可能であり、最終的には患者にとって大きなメリットとなる。

下顎症例
①原則即時荷重
②オトガイ孔間に4本埋入
③オトガイ孔を明示する
④オトガイ孔より10mm近心に両側遠心のスターティングポイントを設定する
⑤舌側の穿孔に注意する

　下顎は上顎と比較して骨質も良好であり、即時荷重が十分可能である。臼歯部での骨吸収が著しい場合でも、オトガイ孔間にはフィクスチャー埋入が可能な骨が残存するため、筆者はすべての症例で即時荷重が実施でき、良好な結果を得た。ただし、フィクスチャーが前歯部に偏りすぎるとシンコーンキャップのコーヌス力が十分に発揮できないため、フィクスチャーの配置はなるべく一直線上の配置にならないよう、APスプレッドを考慮して少しでも台形になるように埋入することが必要である。さらに埋入に際しては、オトガイ孔の位置や舌側の骨形態を把握することが、危険な偶発症を回避するうえで重要となる。そのため上顎、下顎にかかわらず、インプラント治療に際して術前のCT画像診断は必須であると筆者は考える。CT画像診断において診断したオトガイ孔の位置を頼りに、必ずオトガイ孔を明示したうえで埋入処置を行う。そのうえで、的確な埋入位置に平行にフィクスチャーを配置できれば患者満足は十分に得られ、術後トラブルが起きる可能性の非常に少ない方法であると考える。

5　まとめ

　超高齢社会を迎え、人の寿命と歯の寿命のギャップが少しずつ広がっているように思われる。人生80年、寿命が延びたことにより欠損は確実に拡大しており、咀嚼力の低下は全身の健康に少なからず影響を与えている。無歯顎患者に短時間に、最小の侵襲で、安心、安全に、しかも安価で咀嚼効率の増大を図ることが現在求められている。
　シンコーンシステムは即時にインプラント4本で旧義歯を利用して咀嚼効率の増大を実現するシステムである。患者可撤性であるため清掃性にすぐれ、介護が必要な高齢者においても介護者の負担を軽減することができる。
　シンコーンシステムは超高齢社会を迎えた今、寝たきり環境をも見据えた有効な即時機能・即時荷重システムである。

おわりに

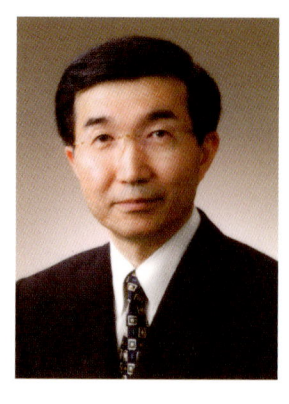

飯島俊一
(Toshikazu Iijima)

1978年東京歯科大学卒業。1983年同大学にて歯学博士取得。1991年にアイ・ティー・デンタルクリニック開設、2005年より東京歯科大学千葉病院口腔インプラント科臨床教授を兼任、現在に至る。九州インプラント研究会(KIRG)所属。

　インプラントの合併症で一番多い問題は、以前からインプラント周囲炎である。これは現在も変わらないが、インプラント周囲炎を防ぐためには、インプラント周囲骨の温存と、その骨に付属する、骨膜と角化歯肉の維持が重要である。この原則は、どんなインプラントを使用しても変わらない原則である。TissueCare Concept は、骨幅を長期に維持安定するための重要なデザインである。インプラント周囲骨は経年的(生理的)に変化し、またさまざまな内因性、外因性の刺激によって変化するので、より長期の成功を達成するためには、より細くて強度の高い、高性能のインプラントの開発が望まれるところである。現時点で長期の成功を達成できるインプラントとして、TissueCare Concept を有するアンキロスインプラントは、骨の細い日本人に適したインプラントの1つと言うことができる。しかし、より難しい条件での使用に適したインプラントであることが、使いやすいインプラントとイコールではない場合もある。インプラントを骨縁下に埋入する際、後の上部構造を装着するまでの処置の難易度は高くなるのが一般的であり、術者に難しい治療行為を要求する場合が多い。インプラントの使用原則を守り、さらに各種インプラントのコンセプトを理解し、その特徴を最大限に生かして使用するのが、術者の診断力と技術力である。メーカーには、より高性能な、そして場合によってはインプラントの性能と相反する使いやすさをより高めた、長期の成功率を達成できるインプラントの開発が望まれる。現在使用されているインプラントは、いろいろなデザイン、表面性状、材質のものがあるが、一概にすべての面で、これが一番すぐれているとは言えない。そこで、それぞれのインプラントがどのような特徴をもっているか、使用する術者が十分理解することが必要である。どのインプラントを選択するかは、非常に難しい問題点も含んでいる。何を重要と考えてインプラントを選択するかは、術者によって異なってくる場合があると思われるが、インプラントを失う一番の原因であるインプラント周囲炎を防ぐための方法として、インプラントのマイクロギャップや、マイクロムーブメントの問題が重要な問題点の1つとして挙げられると考える。今後インプラントマテリアルの進化は進み、より多くの適応症をもったインプラントの開発が期待できる。

2010年1月吉日
飯島俊一

索引

ア

IAJ →インプラント - アバットメント接合部
ICT →炎症性細胞浸潤
アタッチメント……………………………………… 65
アンキロスインプラント………………………… 79、92

イ

e-PTFE 膜 ……………………………………………… 46
印象用トランスファーコーピング……………… 60、62
インプラント - アバットメント接合部………………… 76
インプラント埋入条件……………………………………… 29

エ

エマージェンスプロファイル……………………………… 36
炎症性細胞浸潤……………………………………………… 85

オ

オーバーデンチャー……………………………………… 100
オープントレーテクニック……………………………… 62
オトガイ孔………………………………………………… 103

カ

隔壁……………………………………………… 53、58
カスタムアバットメント……………………… 66、67

キ

吸収性膜…………………………………………………… 46
頬側歯頚部の自由度……………………………………… 28

ク

クレスタルドリル………………………………………… 16
クローズドトレーテクニック…………………………… 62

コ

コーヌステレスコープ…………………………………… 100
骨造成法…………………………………………………… 45
骨補填材…………………………………………………… 46
コニカルコネクション…………………………………… 92
コラーゲン膜……………………………………………… 46
コンピュータ断層撮影 → CT

サ

SurgiGuide ……………………………………………… 52

109

索引

サージカルテンプレート······39
sinus floor elevation
　　　　　　　　　　→上顎洞底挙上術
ザイブインプラント······16
サブジンジバルカントゥア······61、62、64、67

シ

CE アバットメント······41
CT······52
GBR······45
歯頸線の誘導······26
遮蔽膜······45
上顎洞······52
上顎洞底挙上術······52、53
初期固定······16
ジルコニア······70
ジルコニアクラウン······73
シンコーン······100、101
シンコーンアバットメント······95、102
シンコーンキャップ······102
診断用テンプレート······39

ス

スペースメイキング······46

3 Lines Diagnosis System······32

セ

生体力学的安全率······58
生物学的幅径······77
切開······8
　　　単歯欠損での——······9
　　　複数歯欠損での——······13
　　　無歯顎での——······14
切開デザイン······8
セルコンアバットメント······72
セルフロック・テーパー接合······36

ソ

即時荷重······92、100
即時機能······100
即時埋入······100

タ

ダブルスキャニング······73
多房性······52

テ

TissueCare Concept……………………79、84
ティッシュマネージメント………………………34
テュービンゲンインプラント……………………16
テンポラリーアバットメント………60、62、63、64

ハ

抜歯後即時埋入……………………………70、92
papilla regeneration technique…………………13

ヒ

ヒーリングアバットメント…………………60、61
ヒーリングキャップ…………………………60、61
非吸収性膜……………………………………46

フ

ファイナルアバットメント………………60、65、66
深め埋入………………………………………86
プラットフォーム………………………………76
プラットフォームシフティング…………36、76、84
プラットフォームスイッチング……………17、85
Platform Switching Theory……………………76

フラップレス抜歯後即時埋入…………………84
プロビジョナルレストレーション
……………………40、60、62、63、64、65

ホ

補綴用のアタッチメント…………………………60
ポリ乳酸膜……………………………………46

マ

マイクロギャップ……………………76、85、92
マイクロムーブメント…………………………78、85
埋入位置………………………………29、37、38
埋入深さ………………………………………31
埋入方向………………………………………30

メ

メス……………………………………………8

ル

ルートフォルム…………………………………22

111

長期安定インプラント治療
―組織学的に配慮されたコンポーネントを活用して―

2010年3月10日　第1版第1刷発行

編　者　浅賀　寛／飯島俊一／榎本紘昭

発 行 人　佐々木　一高

発 行 所　クインテッセンス出版株式会社
　　　　　東京都文京区本郷3丁目2番6号　〒113-0033
　　　　　クイントハウスビル　電話 (03)5842-2270(代表)
　　　　　　　　　　　　　　 (03)5842-2272(営業部)
　　　　　　　　　　　　　　 (03)5842-2276(編集部)
　　　　　web page address　http://www.quint-j.co.jp/

印刷・製本　サン美術印刷株式会社

©2010　クインテッセンス出版株式会社　　　　　　禁無断転載・複写
Printed in Japan　　　　　　　　　　　　　　　落丁本・乱丁本はお取り替えします
　　　　　　　　　　　　　　　　　　　　　　　ISBN978-4-7812-0123-8　C3047

定価は表紙とケースに表示してあります